危重急症抢救流程解析及规范

何庆 著

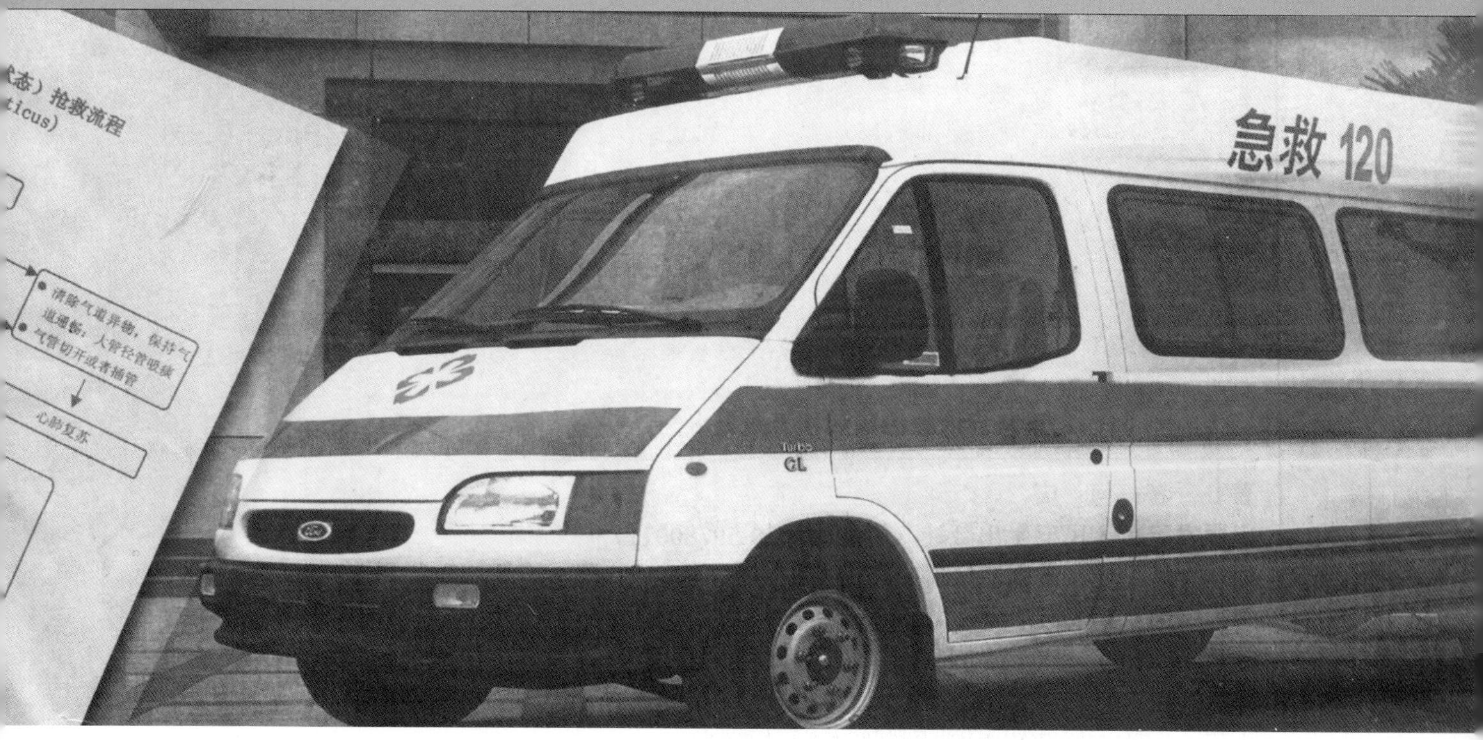

人民卫生出版社

图书在版编目（CIP）数据

危重急症抢救流程解析及规范/何庆著. —北京：人民卫生出版社，2007.12
ISBN 978-7-117-09305-7

Ⅰ. 危…　Ⅱ. 何…　Ⅲ. ①险症-急救②急性病-急救
Ⅳ. R459.7

中国版本图书馆CIP数据核字（2007）第 153392 号

危重急症抢救流程解析及规范

著　　者：何　庆
出版发行：人民卫生出版社（中继线 010-59780011）
地　　址：北京市朝阳区潘家园南里 19 号
邮　　编：100021
E - mail：pmph @ pmph.com
购书热线：010-59787592　010-59787584　010-65264830
印　　刷：三河市潮河印业有限公司
经　　销：新华书店
开　　本：889×1194　1/16　　**印张：**8.25
字　　数：256 千字
版　　次：2007 年 12 月第 1 版　2024 年 11 月第 1 版第 25 次印刷
标准书号：ISBN 978-7-117-09305-7/R・9306
定　　价：49.00 元
打击盗版举报电话：010-59787491　E-mail：WQ @ pmph.com
（凡属印装质量问题请与本社市场营销中心联系退换）

谨以本书献给

我挚爱的亲人、老师、朋友、同事

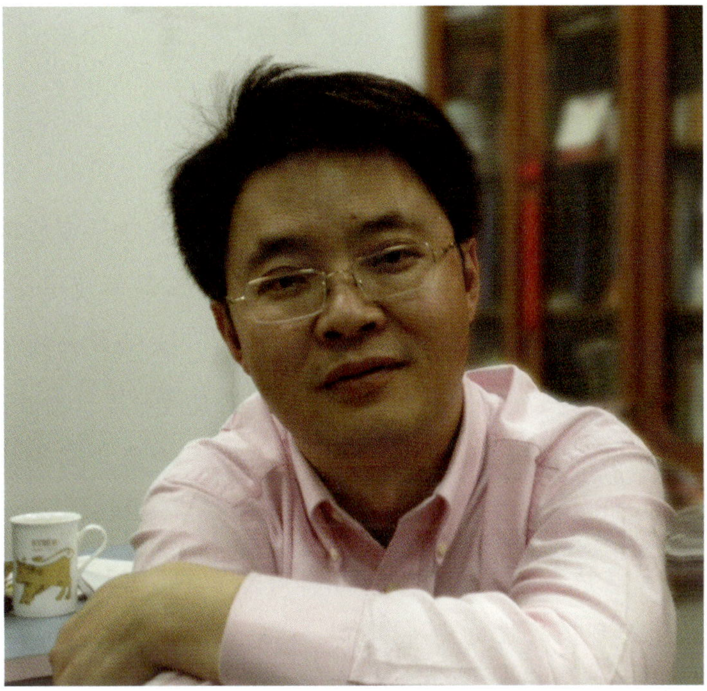

作者介绍

何庆，1964年出生于四川成都。现为四川大学华西医院急诊医学科教授、主任医师。全国青年岗位能手、全国青年文明号号长。全国著名急诊医学和心肺复苏专家，卫生部急诊专家组成员、中华医学会急诊医学分会委员、中国中西医结合急救学会常委、中国医师协会心血管医师分会委员，四川省和成都急诊医学专业委员会主任委员。已培养急诊医学研究生40余人，备受学生爱戴。中国第一部《急诊医学》研究生用全国规划教材副主编；主编和独著有《现代心肺复苏学》、《急诊医学最新进展》、《循证医学证据的检索与利用》等8部专著和一整套急症抢救流程图，发表研究论文81篇。曾经三次获得国家自然科学基金项目。

序

急诊是临床医学中最年轻的专业和学科。急诊专科具有不同于其他临床专科的认知和处理规律:其一为时效性,要求以分秒计量时间下正确判断抢救方向,实施最简捷有效的措施,赢得时间挽救生命;其二为整体性,与其他专科的门诊与住院、诊断与治疗、治疗与康复的明显阶段性不同,急诊实施院前与院内、诊断与治疗、分拣与去向的整体性处理;其三为组织性,为提高急救时效,更加迫切地需求指南与规范来指导急诊团队内个体与医院团队间个体的协同服务。因此,急诊医师不但需要宽广的理论基础、更娴熟的临床技能和更丰富的临床经验,也需具备在时效观念下提炼、组合和运用最佳救治措施的能力;还需具有良好的沟通、协同和互动的组织才能。急诊工作是医院内最具有挑战性的专业岗位。

21世纪是临床医学的生产方式与服务模式发生深刻剧变的时代,过去所崇高的医师个体医疗活动将转变为未来以团队为核心医疗服务。多中心临床研究与循证医学作为团队工作的疾病诊治指南和规范将显著提高医疗服务的有效性、安全性及时性与经济性。我院急诊科何庆教授围绕急诊常见危急症的病种,参考国外最新的指南与规范,编制了15种疾病危急症的抢救流程图,在2006年11月由人民卫生出版社出版,受到广大医务工作者的好评。该抢救流程图结合和提炼了国际最新指南并简明实用,有助形成医师共识,规范诊治组织团队工作。由于该流程图出版后三万套迅速销售一空,作者在本书中将危急症增加至25个病种并增编急救通则,以图表和解析文本方式出版。

本书内容先进,形式新颖,简明扼要,实用性强,适合各级医疗机构急诊科(室)医护人员使用,也是医学院在校学生、研究生、住院医生的实用培训教材。期盼通过急诊抢救流程图及解析的学习,能让广大临床医务工作者更深地体会和验证急诊医学的特点和规律。

四川大学华西医院院长

2007年5月15日

序

凡事“预则立，不预则废”，意指对任何突发事件，为了减轻各种损失都应有足够的预见和防范，也就是当前社会流行语“应急预案”。

临床常见急症多突然发生，病家甚难有非常清醒的防护意识，但当病人已送达急诊科或医护人员抵达现场，应怎样规范抢救，如何按照正规的处理流程，力求避免疏忽与遗漏等，严格而言都应该遵循一整套经过长期积累的经验而制定的相应措施，才能最大程度地提高综合处理能力，取得良好效果。时间就是生命，急诊工作者应尽最大努力减少因为抢救不力而丧失急救处理的“黄金时间”。

我国近年来在急症医学领域里已卓有多年抢救实践经验的年轻专家何庆教授，在继其力作《现代心肺复苏学》、《急诊医学进展》、《急诊抢救流程图集》等颇具学术影响的专著经人民卫生出版社出版后，又将《危重急症抢救流程解析及规范》书样请我评阅，拜读之余，颇有得益。我非从事急诊医学专业，不敢妄加评说，但就该书的简洁明了、流程方向明确清晰，解析合乎逻辑，文字可读性好等特点，不禁令人眼目一亮。基于此，我郑重推荐本书给临床第一线特别是从事急症事业的医务人员将其作为颇具操作性的手册，随身携带翻阅。相信可以为从事挽救病人生命的事业长期受益。

作为本书作者何庆教授多年前的导师，我深感长江后浪推前浪的真谛，也为学有所就的青年学者能在学术舞台上充分展示才华感到无比欣慰。谨借本书出版前承邀作序之际，衷心祝愿我的学生不断努力、探索、积累经验，为我国急症事业做出更大贡献！

王曾礼
四川大学华西医院内科
2007年6月18日

前　言

十年以前，一次偶然的机会，时任华西医院急诊医学科主任的沈文雅教授带我走上了急诊医学这个“金光大道”。从此，学呼吸病专业的我就与急诊工作结下了不解之缘。

急诊工作现在已经成为我事业发展的基础，我不知道怎么形容它，但是我深刻地体会到，它给了我从未有过的快乐和自信，我热爱它。急诊工作让我结识了很多朋友。不同的朋友、不同的岗位、有着不同的经历，但通过朋友的往来，以我们各自的方式观看世界，从惊愕、愉悦、茫然、感动、颓丧、振奋……感受世界。为了试图让这些鲜活的生命在岁月的长河中健康、让爱永驻人间，我一直在不断搏击和艰难前进。不知道我做到没有，但我一直在努力。

“道可道，非常道”。急症的诊治不是没有规律的，“优先分拣”是近代急诊医学的重要工作理念。该书的初衷就是希冀按照这样理念将急诊工作规范化，结合循证医学、最新国际指南和科学研究证据，使急诊医师在任何时候都能够按照清晰明了、简便易记的科学路径和方法挽救患者生命。

此书的出版，得于朋友、领导和前辈的关心和支持。我一些好学上进的学生也贡献了力量(感谢万智、杨旻、聂虎医师!)。感谢石应康院长和父亲般的导师王曾礼教授为我加油助力，还要感谢曾在《急诊抢救流程图集》给予我帮助的曾智副院长、李志铭副教授等等。这一切，是我十易其稿、追求至善至美的动力。

百密仍难免存疏漏，恭请尊敬的读者、学者、友人赐教指正。

何　庆

四川大学华西医院急诊医学科

2007年8月17日于四川成都，华西医院

目　录

急救通则
(First Aid)

色块含义说明

- 紧急评估（绿色）
- 抢救措施（粉色）
- 评估和判断（灰色）
- 一般性处理（蓝色）
- 注释说明（黄色）

1 一个需要进行抢救或者可能需要抢救的患者

↓

2 **第一步　紧急评估：判断是否有危及生命的情况**

A：有无气道阻塞
B：有无呼吸，呼吸的频率和程度
B：有无体表可见大量出血
C：有无脉搏，循环是否充分
S：神志是否清楚

↓

3 **第二步　立即解除危及生命的情况**

气道阻塞 →
- 清除气道血块和异物
- 开放并保持气道通畅；大管径管吸痰

呼吸异常 →
- 气管切开或者插管

↓

呼之无反应、无脉搏 → 心肺复苏

重要大出血 → 立即对外表能控制的大出血进行止血（压迫、结扎等）

↓

4 **第三步　次紧急评估：判断是否有严重或者其他紧急的情况**

- 简要、快速、系统的病史了解和体格检查
- 必要和主要的诊断性治疗试验和辅助检查

↓

5 **第四步　优先处理患者当前最为严重的或者其他紧急问题**

A　固定重要部位的骨折、闭合胸腹部伤口
B　建立静脉通道或者骨通道，对危重或者如果 90 秒钟无法建立静脉通道则需要建立骨通道
C　吸氧：通常需要大流量，目标是保持血氧饱和度 95%以上
D　抗休克
E　纠正呼吸、循环、代谢内分泌紊乱

↓

6 **第五步　主要的一般性处理**

- 体位：通常需要卧床休息，侧卧位、面向一侧可以防止误吸和窒息
- 监护：进一步监护心电、血压、脉搏和呼吸，必要时监测出入量
- 生命征：力争保持在理想状态：血压 90～160/60～100mmHg，心率 50～100 次/分，呼吸 12～25 次/分
- 体温：恢复和保持正常体温
- 如为感染性疾病，治疗严重的感染
- 处理广泛的软组织损伤
- 治疗其他的特殊急诊问题

↓

7 **第六步　完善性和补充处理**

- 寻求完整、全面的资料（包括病史等）
- 选择适当的进一步诊断性治疗试验和辅助检查以明确诊断
- 正确确定去向（例如，是否住院、去 ICU、留院短暂观察或回家）
- 完整记录、充分反映病人抢救、治疗和检查情况
- 尽可能满足患者的愿望和要求

第一章

急 救 通 则

(First Aid)

急诊、急救情况下如何规范化处理急性病症是急诊医学不断探索的课题。近年来国外推崇“优先分拣”的理念，其精髓就是对一个患者是优先处理危及生命的情况、对群体患者优先抢救有危及生命状态的患者。通常可以将患者的情况或者群体患者分为危急、重、非紧急，并按照这样顺序决定抢救顺序。

急救通用规则是：紧急评估有无危及生命的情况⟶迅速去除危及生命的情况⟶二次评估患者的危重和次紧急情况⟶快速处理危重和次紧急情况⟶仔细评估患者的其他异常情况⟶处理这些非紧急的一般情况、完成医疗文件、补充完善检查、满足患者愿望并完成该急症医疗过程。

该六步法简便、易记、易用并且非常适合急症医疗工作的具体实践，是笔者参考大量文献和总结既往工作和教学经验的结果。

一、紧急评估、紧急处理

1. 第一步，紧急评估：判断是否有危及生命的情况（紧急评估有无危及生命的情况） 什么是最危及生命的情况？就是气道梗阻、呼吸心跳停止、神志丧失、快速大出血。采用“ABBCS方法”快速评估，利用5～20秒快速判断患者有无危及生命的最紧急情况：

A. 气道是否通畅(Airway)

B. 是否有呼吸(Breathing)

B. 是否有体表可见大量出血(Blood)

C. 是否有脉搏(Circulation)

S. 神志是否清醒(Sensation)

气道阻塞（误吸和窒息是最常见原因）、心跳呼吸骤停、快速大量出血是危重患者死亡的常见原因，必须特别重视。

2. 第二步，立即解除危及生命的情况（如果有上述危及生命的紧急情况则迅速解除） 包括立即开放气道、保持气道通畅、心肺复苏、立即对外表能控制的大出血进行止血（压迫、结扎等）。具体流程、方法和技巧可以参考本书相关章节。

二、次级评估与救治

1. 第三步，次紧急评估：判断是否有严重或者其他紧急的情况（初步判断是否有严重或者其他紧急的情况） 次紧急评估也叫二次评估，包含了解病史、体格检查以及所有生命体征之再次评估。必要时在适当的时机进行关键性的X光片、实验室检查、超声、CT、诊断性腹腔灌洗术，或其他特殊检查。

快速进行较为全面、快速、系统的病史了解和体格检查：为了节约有限时间，通常可以采用“Crash Plan”的顺序进行有目的、快速体格检查，目的是发现是否有严重或者其他紧急的情况。这样评估检查顺序与我们传统的体格检查顺序（从上向下、从前到后）不同，但是CRASH PLAN顺序是为了节省时间、优先检查危险大、几率高的位置和项目，对紧急情况下快速评估是有益的。

C(Cardiac 心脏)，R(Respiratory 呼吸)，A(Abdomen 腹部)，S(Spinal 脊柱)，H(Head 头颅)，P(Pelvis 骨盆)，L(Limbs 四肢)，A(Arteries 动脉)，N(Nerves 神经)。

—进行必要和主要的诊断性治疗试验和辅助检查：但是严重急症和危重症抢救状态并非一定需要获得准确的诊断。

2. 第四步，优先处理病人当前最为严重的或者其他紧急问题(紧急处理)

(1) 固定重要部位的骨折、闭合胸腹部贯通性伤口：对于创伤者还需要密切注意避免二次伤害发生(利用器械进行颈部和脊柱固定)。

(2) 建立静脉通道或者骨通道，对危重或者如果 90 秒钟无法建立静脉通道则可以考虑建立骨通道(参见第三章流程图注释)。

(3) 吸氧：通常需要大流量，目标是保持血氧饱和度 95%以上。

(4) 抗休克。

(5) 纠正严重呼吸、循环、代谢内分泌紊乱。

三、其他临床问题与进一步评估、救治

1. 第五步，主要的一般性处理(进一步评估、救治)

(1) 体位：通常需要卧床休息，侧卧位、面向一侧可以防止误吸和窒息。

(2) 进一步监护心电、血压、脉搏和呼吸，必要时检测出入量。

(3) 生命征力争保持在理想状态：血压 90～160/60～100mmHg，心率 50～100 次/分，呼吸 12～25 次/分。

(4) 保暖、维持正常体温，尤其是在现场和寒冷状态下更为重要。

(5) 对外伤患者处理广泛的软组织损伤。

(6) 如为感染性疾病，治疗严重的感染。

(7) 治疗其他的特殊急诊问题。

2. 第六步，完善性和补充处理(解决上述问题之后的工作)

(1) 寻求完整、全面的资料(包括病史等)。

(2) 选择适当的进一步诊断性治疗试验和辅助检查以明确诊断(在有条件和必要性时)。

(3) 修正或者制定进一步的治疗、抢救方案。

(4) 正确确定去向(例如，是否住院、去 ICU、留院短暂观察或回家进行居家观察)。

(5) 完整记录、充分反映病人抢救、治疗和检查情况。

(6) 尽可能满足患者的愿望和要求。

急性气道梗阻抢救流程

(Acute Airway Obstruction)

色块含义说明

- 紧急评估（绿色）
- 抢救措施（粉色）
- 评估和判断（灰色）
- 一般性处理（蓝色）
- 注释说明（黄色）

1 怀疑有气道梗阻的患者

↓

2 气道异物梗阻的识别和紧急评估

- 气道异物可引起轻微或严重的气道梗阻
- 患者突发性吸气性呼吸困难、咳嗽无声、发绀、不能说话或呼吸、吸气性喉喘鸣，可能会手抓住颈部，显示出窒息。严重者出现意识丧失

↓ 有

3 评估气道梗阻严重程度或者其他紧急的情况

- 严重气道梗阻征象主要是气体交换不良和逐渐加重的呼吸困难，表现为：
  - 咳嗽无声
  - 发绀
  - 不能说话或呼吸
  - 呼吸困难加重以及吸气时伴有高调喘鸣
  - 患者可能会手抓住颈部，显示出窒息的常见症状
  - 严重者出现意识丧失(意识改变者必须考虑到有无同时服其它药，合并头外伤、电解质失衡)

→ 4

- 如梗阻轻可以进行自我解除：
  - 用力咳嗽
  - 尽力呼吸
- 出现了严重气道梗阻征象时才尝试进行气道异物的解除

↓

5

- 一旦气道异物造成了严重的气道梗阻，急救人员必须尽快解除梗阻

↓

6 反复腹部冲击法

- 对有意识的成人和大于1岁的儿童患者采用腹部冲击法、胸部冲击法、拍背是解除气道异物可行和有效的方法
- 推荐先反复快速进行腹部冲击直至梗阻解除，但不适用于1岁以下的婴儿

↓

7 胸部冲击法

- 如果反复腹部冲击法无效，可以考虑胸部冲击法
- 对肥胖而不能环绕腹部的患者和妊娠末期的孕妇应当采取胸部冲击法

↓

8 人工气道

- 冲击法无效或者严重者仍然存在气道梗阻者立即建立人工气道：气管切开或者插管

↓

9

- 一旦有气道异物梗阻的成年患者丧失了意识

→ 有 → 10

- 应当将其安放在地面上，立即启动EMS系统，开始心肺复苏

↓ 无

11

- 大流量吸氧，力争保持血氧饱和度92%以上
- 对于严重梗阻患者或者上述治疗无效，可以进行呼吸机辅助呼吸支持

↓

12

- 解除梗阻、病情稳定后，留院观察2～4小时
  - 平卧或者半卧位休息并保持呼吸道通畅，监护心电、血压、脉搏和呼吸
  - 吸氧，保持血氧饱和度95%以上
  - 对于烦躁者可给地西泮5～10mg或劳拉西泮1～2mg静脉注射镇静
  - 寻找导致急性气道梗阻的病因（例如急性过敏性会厌炎、支气管哮喘）和各种诱因并相应治疗
- 体格检查，因为腹部冲击法有可能会造成损伤，所以应当鼓励接受过腹部冲击法的患者进行内科检查

第二章

急性气道梗阻抢救流程

（Acute Airway Obstruction）

急性气道梗阻最常见的是气道异物阻塞和急性过敏性会厌炎、支气管哮喘。气道异物阻塞是一种不常见但是可以立即致死的紧急情况，大部分的气道异物是由于患者吞咽难以咀嚼的食物引发，往往发生于进食时或者儿童玩耍的过程中。此时通常是在有目击者的情况下发生，一般可以在患者有意识时进行干预，一旦错失机会或者处理不当则死亡率较高。急性过敏性会厌炎、支气管哮喘参见本书相关章节。

一、紧急评估、紧急处理

1. 紧急评估有无危及生命的情况　气道异物梗阻的识别和紧急评估是关键。气道异物可引起轻微或严重的气道梗阻。严重气道梗阻征象主要是气体交换不良和逐渐加重的呼吸困难，表现为：

—咳嗽无声；

—发绀；

—不能说话或呼吸；

—呼吸困难加重以及吸气时伴有高调喘鸣；

—患者可能会手抓住颈部，显示出窒息的常见症状；

—严重者出现意识丧失。

注意与晕厥、心脏病发作、癫痫发作或者是其他可能引起急性呼吸困难、发绀或意识丧失的原因相鉴别。

2. 紧急处理　如果梗阻轻，可以通过用力咳嗽、尽力呼吸进行自我解除。

一旦气道异物造成了严重的气道梗阻，急救人员必须尽快解除梗阻。解除的方法有：

(1) 反复腹部冲击法：对有意识的成人和大于1岁的儿童患者采用腹部冲击法、胸部冲击法、拍背是解除气道异物可行和有效的方法。推荐先反复快速进行腹部冲击直至梗阻解除，但是不适用于1岁以下的婴儿。

(2) 胸部冲击法：如果反复腹部冲击法无效，可以考虑胸部冲击法。对肥胖而不能环绕腹部的患者和妊娠末期的孕妇应当采取胸部冲击法。

(3) 冲击法无效或者严重者仍然存在气道梗阻者立即建立人工气道：气管切开或者气管插管。紧急情况下可以进行环甲膜穿刺。

(4) 如果气道异物梗阻的成年患者丧失了意识，患者心跳呼吸停止或者很快就会停止。应当立即将其安放在地面上，迅速启动院前急救体系(EMS)，并开始徒手心肺复苏术(BLS)。

二、进一步评估、救治

1. 大流量吸氧，力争保持血氧饱和度92%以上。

2. 对于严重梗阻患者或者上述治疗无效，可以进行呼吸机辅助呼吸支持。

3. 解除梗阻、病情稳定后，留院观察2～4小时。

—平卧或者半卧位休息并保持呼吸道通畅，监护心电、血压、脉搏和呼吸。

—吸氧，保持血氧饱和度95%以上。

—对于烦躁者可给地西泮5～10mg或劳拉西泮1～2mg静脉注射镇静。

—寻找导致急性气道梗阻的病因（例如急性过敏性会厌炎、支气管哮喘）和各种诱因并相应治疗。

4. 体格检查，因为腹部冲击法有可能会造成损伤，所以应当鼓励接受过腹部冲击法的患者进行内科检查。

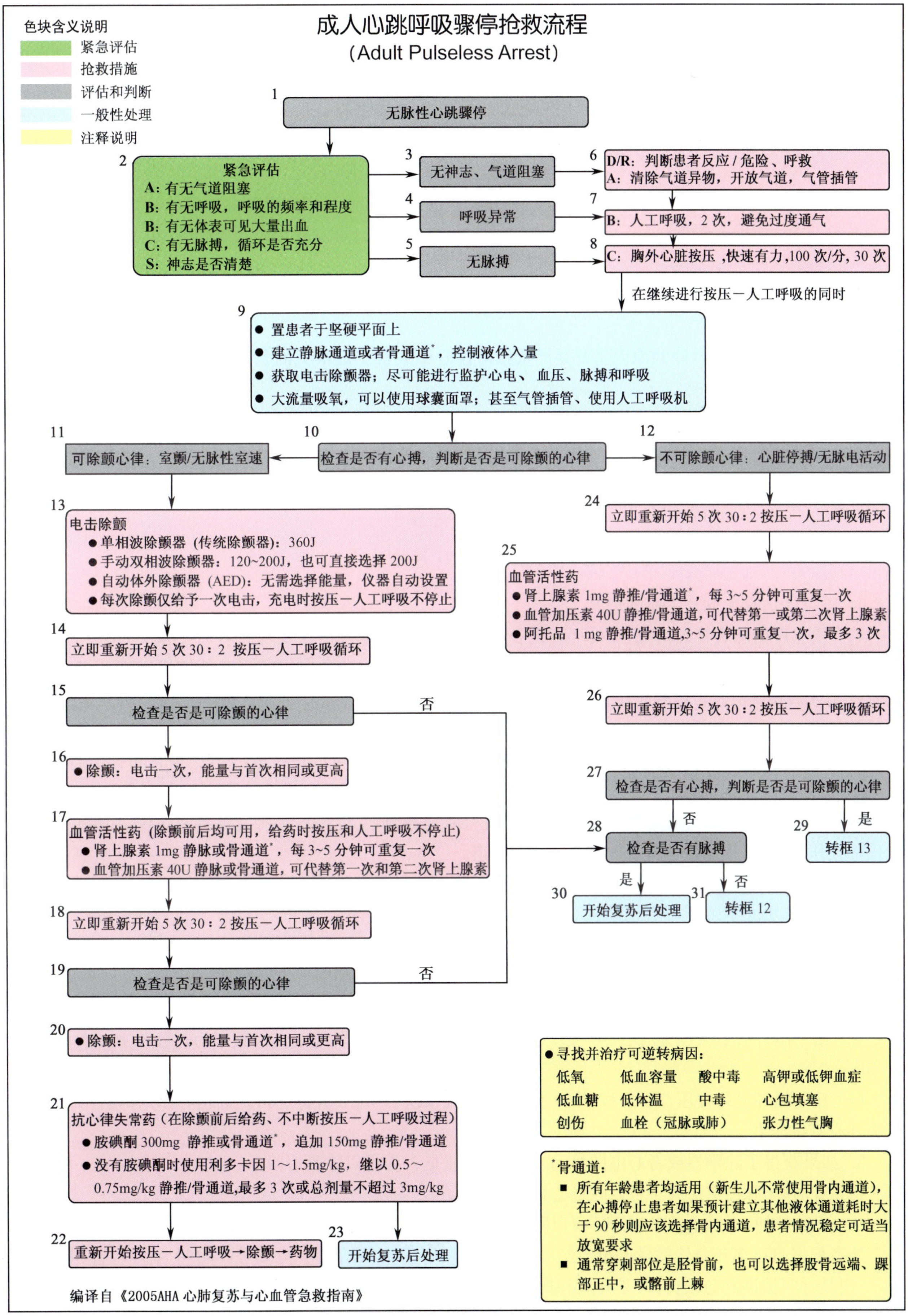

编译自《2005AHA 心肺复苏与心血管急救指南》

第三章

成人心跳呼吸骤停抢救流程
（Adult Pulseless Arrest）

成人突然发生心跳骤停的原因主要是严重致命性心律失常。最常见的是室颤/无脉性室速、心脏停搏/无脉电活动。

挽救心跳呼吸骤停的救命技术就是对其施用心肺复苏术。心肺复苏不只是一个单独的技巧而是一系列的流程来评估和干预，现代心肺复苏包括基本生命支持(basic life support，BLS)、高级生命支持(advance life support，ALS或ACLS)、持续生命支持(persistent life support，PLS)三部分。这三部分是相互连接的不间断流程，研究表明规范化流程和关键技巧是成功的关键。

一、紧急评估、紧急处理(基本生命支持，BLS)

1. 紧急评估有无危及生命的情况

(1) 快速评估患者神志情况、所处环境是否安全(D/R)：急救人员在发现患者需要救助时，首先是必须判断患者所在现场环境是否存在和潜在各种危险，在避免、排除这些危险因素后才能够进入现场接触、判断患者有无意识和反应。可以轻拍患者的肩部并大声问："喂，您怎么了?"、"你还好吗?"。如果认识患者，就叫他的名字。

(2) 呼叫旁观他人或者电话呼叫急救中心给予支持，院外现场可以拨打电话120，院内可以立即呼叫护士站。

(3) 开放气道、评估气道是否通畅，检查并清理呼吸道异物(A)：2005心肺复苏指南建议，如果没有头部或颈部损伤的证据，应当使用仰头-抬颏法开放气道。

(4) 评估是否有呼吸：保持使患者取仰卧位，把耳朵贴近病人的口和鼻部，在开放气道的情况下通过看、听、感觉观察判断患者有无呼吸活动。

2. 如果患者没有神志、没有呼吸说明有危及生命的紧急情况应迅速解除

(1) 没有呼吸者立即给予人工通气二次(B)，吹气量以患者胸廓明显起伏为准。

(2) 评估有无脉搏(5～15秒内完成，非专业人士可以省略)。

(3) 给予胸外心脏按压30次(C)，按压位置在胸骨的下半段两乳连线上。频率为每分钟100次，深度为4～5cm。

(4) 反复循环进行按压/通气(按压30次，人工通气2次)。每2分钟后再次评估心律，有条件时考虑更换胸外心脏按压者。

3. 如果获得了除颤器或者心电图机，立即评估心律是否为可以除颤心律

(1) 室颤/无脉性室速属于可以除颤心律。

(2) 心脏停搏/无脉电活动属于不可以除颤心律。

笔者根据自己多年急诊教学和抢救经验，将BLS顺序简略归纳成一句口号："叫叫ABC"，首叫是叫病人，二叫是呼叫援助和急救员，A是开放和检查气道，B是人工呼吸，C是胸外心脏按压。

二、次级评估与救治(ACLS)

（一）室颤/无脉性室速救治

1. 给予第一次电击除颤　在继续进行基本生命支持的基础上，如果存在室颤或无脉性室速，给予一次电击。使用双相波除颤仪时电流量选择120～200J，如复苏者不清楚除颤仪的有效能量范围，首次电击可选用200J；使用单相波除颤仪时所有电击均选择360J。需要注意的是，电击后不是立即检查心律而是立即继续进行胸外按压和人工通气。

2. 继续进行按压/通气五个循环（大约2分钟）后再次评估心律　2005美国心肺复苏指南推荐的无脉性心跳骤停ACLS流程图描述的处理策略是尽可能减少胸外按压中断次数和提供最有效的电除颤，胸外按压只在通气（直到建立高级气道）、检查心律和电击时被中断。必须控制对脉搏和心律的检查，且不推荐电击后立即检查，而是建议电击后随即重复5个周期（或2分钟）CPR，然后检查心律。

3. 给予第二次电击除颤，选择与第一次相同或更高能量电击。如果除颤成功后再发室颤，应选择与上次成功除颤时相同的能量。

4. 继续进行按压/通气，2分钟后再次评估心律。

5. 建立药物通道并给予血管活性药物　如果在CPR和1～2次电击后室颤或室速仍然存在，可给予血管升压药物。每3～5分钟给一次肾上腺素1mg，经静脉或者骨通道给药；一次剂量的血管加压素（40U）可替代第一次和第二次剂量的肾上腺素。注意给药时不要中断CPR。

6. 给予第三次电击除颤　与第一次电击除颤相同或者稍高能量。电击后随即重复5个周期（或2分钟）CPR，然后检查心律。

7. 给予抗心律失常药物　如果2～3次电击、持续的CPR和应用血管升压药物之后室颤或室速仍然存在，应考虑给予抗心律失常药物。首选胺碘酮静脉或者骨通道推注，心脏骤停患者如为室颤或无脉性室性心动过速，初始负荷剂量为300mg溶于10～20ml生理盐水或葡萄糖液内推注，3～5分钟后再推注150mg，维持剂量为1mg /分钟持续静滴6小时。如没有胺碘酮时也可用利多卡因，初始剂量以1～1.5mg/kg静注，无效的顽固性室性心动过速或室颤，可酌情在5～10分钟内再给予1次0.5～0.75mg/kg冲击量，总剂量不超过3mg/kg；尖端扭转型室速伴长QT间期也可用镁剂，1～2g硫酸镁以5%葡萄糖液10ml稀释后，5～20min内静脉/骨内通道推入。

8. 如有脉搏，开始复苏后处理。如仍然没有脉搏，继续重复进行上述1～7项救治流程。

9. 复苏者应设法建立高级气道（如气管内插管、食管-气管联合导管、喉罩）。一旦高级气道安置完毕，可以使用球囊面罩，甚至呼吸机进行人工通气。按压和人工通气就可以分别进行，将减少因进行通气而中断按压。

（二）心脏停搏/无脉电活动救治

心肝停搏是心脏机械及电生理活动均消失，即无心室的收缩，心电图显示为一直线。无脉性电活动（PEA，又称电机械分离）是指心肌有电活动、去极化，但无同步性心肌收缩，没有脉搏。

对于心脏停搏和PEA患者，电击除颤几乎没有益处，复苏主要在于有效持续的CPR和治疗可逆性病因和伴发因素。

1. 继续进行按压/通气2分钟后再次评估心律　心脏停搏或者无脉电活动。

2. 给予血管活性药物　每3～5分钟给一次肾上腺素1mg。需要注意的是，若发现为心脏停搏或无脉性电活动，应以立即进行基本生命支持（BLS）、适当的气道管理为主，而非先应用药物。

3. 给予阿托品　1mg静脉/骨通道推注，3～5分钟可重复一次，最多3次。

4. 继续进行按压/通气2分钟后再次评估心律。

5. 如果仍然为心脏停搏或者无脉电活动，则反复循环进行上述1～4步骤。复苏者应设法建立高级气道（如气管内插管、食管-气管联合导管、喉罩）。一旦高级气道安置完毕，可以省去人工呼吸，以减少因进行通气而中断按压。按压者应连续进行约100次/分的胸外按压，另一人通过高级气道进行每分钟8～10次通气。每两分钟(检查心律时),按压者与通气者应轮换。同时注意尽量减少因建立高级气道而中断胸外按压,不要因为建立静脉或骨内通道而中断 CPR。

6. 如果转换为可以除颤心律,给予电击除颤并转为室颤/无脉性室速救治流程。如发现有脉搏,开始复苏后处理。

7. 几项随机对照试验均未显示在心脏停搏时使用起搏器有益,因而不推荐心脏停搏病人应用起搏器。

三、临床表现与进一步评估、救治(复苏后处理,PLS)

复苏后支持治疗是心肺复苏的重要组成部分。患者在恢复自主循环和状况初步稳定后,仍然有很高的病死率,尽管头 72 小时的预后很难估计,但仍有部分患者可完全康复。

复苏后治疗的目的包括:①进一步改善心肺功能和体循环灌注,特别是脑灌注;②将院前心跳骤停患者及时转至医院的急诊室,再转至设备完善的 ICU 病房;③积极寻找并治疗导致心跳骤停的原因;④完善措施,预防复发;⑤采取措施,改善远期预后。应重点加强循环、呼吸和神经系统支持,尤其是神经系统的完全康复,积极体温控制和调整代谢紊乱。

1. 积极准备进行高级气道支持　复苏者应及早设法建立高级气道,如气管插管、气管切开或者球囊面罩、喉罩等。建立高级气道后,双人复苏不必再行 30∶2 循环,应持续以 100 次/分进行胸外按压,同时每分钟通气 8～10 次,通气时不中断按压。每两分钟检查一次心律,同时通气者与按压者轮换。有条件时可以使用呼吸机人工通气。

2. 自主循环系统支持　复苏后支持治疗的首要目的是恢复组织和器官的有效循环并使之灌注充分。积极寻找并治疗导致心跳骤停的原因,治疗心跳骤停后由缺血、缺氧导致的再灌注损伤。

心跳骤停复苏后的血流动力学通常不稳定,由多脏器衰竭导致的早期死亡与持续性低心排有关。血流动力学不稳定可经输液、血管活性药物治疗后改善。有创血压监测可准确测量动脉压,对制定最合理的药物联合治疗方案,使组织灌注达到最佳状态有帮助。根据需要,对输液量和血管活性物质(多巴胺、米力农、去甲肾上腺素等)精确定量,以维持血压、心输出量和组织灌注。尚未确定理想的血压或血流动力学参数与患者生存率之间的关系。

3. 积极治疗体温调节障碍　国外近年来推崇亚低温治疗,对由室颤引起的心跳骤停,复苏后仍昏迷但血流动力学稳定者,应将其体温降至 32～34℃,并维持 12～24 小时,对患者的恢复有益。对院外、院内非室颤引起的心跳骤停患者,可采用类似疗法。现低温疗法的临床研究大多采用体外降温技术如冰毯、冰袋等,常需数小时才能达到目标温度。新近研究开始采用体内降温技术如输注冰盐水、血管内置入冷却导管、经鼻部颅底降温等,使体温迅速降至目标温度,并很好地掌握降温的时机和持续时间已成为可能,这将使很多患者获益。在低温期间,严密观察体温变化和注意防范低温副作用非常重要。

4. 寻找并治疗可逆转的病因　低氧、低血容量、酸中毒、高钾或低钾血症、低血糖、低体温、中毒、心包填塞、创伤、血栓(冠脉或肺)、张力性气胸等。

5. 密切观察、维持内环境稳定和脏器功能支持

(1) 建立静脉通道,不能建立则迅速建立骨通道。

(2) 进一步监护心电、血压、脉搏和呼吸。

(3) 大流量给氧。

(4) 控制血糖。

(5) 复苏后除了呼吸、循环和中枢神经系统损害外,常还并发肝、肾功能衰竭,胰腺炎,全身炎症反应甚至脓毒症,通过积极的各器官支持治疗,如血液透析、连续性肾脏替代疗法等,患者通常可以从中获益。

儿童无脉性心跳骤停抢救流程

(Pediatric Pulseless Arrest)

色块含义说明
- 紧急评估（绿色）
- 抢救措施（粉色）
- 评估和判断（灰色）
- 一般性处理（浅蓝色）
- 注释说明（黄色）

1 无脉性心跳骤停

2 紧急评估
A：有无气道阻塞
B：有无呼吸，呼吸的频率和程度
B：有无体表可见大量出血
C：有无脉搏，循环是否充分
S：神志是否清楚

3 无神志、气道阻塞 → 6 D/R：判断患者反应/危险和呼救；A：清除气道异物，开放气道，气管插管

4 呼吸异常 → 7 B：人工呼吸，2 次，避免过度通气

5 无脉搏 → 8 C：胸外心脏按压.快速有力,100 次/分

在继续进行按压—人工呼吸的同时

9
- 置患者于坚硬平面上
- 建立静脉通道或者骨通道，控制液体入量
- 准备电击除颤器；尽可能进行监护心电、血压、脉搏和呼吸
- 大流量吸氧，可以使用球囊面罩；甚至建立高级气道、使用人工呼吸机

10 检查是否有脉搏，判断心律是否为可除颤的心律

11 可除颤心律：室颤/无脉性室速

12 不可除颤心律：心脏停搏/无脉电活动

13
- 除颤*
- 立即重新开始徒手心肺复苏

5 次心肺复苏循环

14 检查心律 是否是可除颤的心律（否 → 21）

是

15
- 除颤*
- 立即重新开始徒手心肺复苏
- 徒手心肺复苏过程中使用肾上腺素**

5 次心肺复苏循环

16 检查心律 是否是可除颤的心律（否 → 21）

是

17
- 除颤*
- 立即重新开始心肺复苏（5 次心肺复苏循环后，见框 6）
- 徒手心肺复苏过程中使用抗心律失常药***

18
- 立即重新开始徒手心肺复苏
- 使用肾上腺素**

5 次心肺复苏循环

19 检查心律 是否是可除颤的心律

是 → 20 见框 13

否

21 是否有脉搏

是 → 22 开始复苏后处理

否 → 23 见框 18

*除颤
- 除颤器充电时，持续进行徒手心肺复苏
- 手动除颤器：2J/kg
- 自动体外除颤器（AED）：1 岁以上方可使用
- 条件允许时 1~8 岁儿童使用儿童模式

**肾上腺素
- 静脉注射(IV)/骨通道注射(IO)：
  0.01mg/kg(1:10000： 0.1ml/kg)
- 气管内给药：0.1mg/kg(1:1000： 0.1ml/kg)
- 每 3~5 分钟重复 1 次

***抗心律失常药物
- 胺碘酮 5 mg/kg IV/IO 或利多卡因 1 mg/kg IV/IO
- 镁剂：用于尖端扭转室速，25~50 mg/kg IV/IO，最大 2g

徒手心肺复苏过程中应注意：
- 按压快速有力（100 次/分）；确保胸廓充分回弹；尽量减少按压中断
- 一次心肺复苏循环：非专业急救人员对所有患者（婴儿，儿童及成人）都采用 30:2 的按压—通气比。医务人员提供的所有的单人复苏均采用 30:2 的按压—通气比，双人对婴儿和儿童进行复苏时采用 15:2 的按压通气比。
- 避免过度通气；确保气道通畅及气管插管安置正确
- 建立高级气道后，双人复苏不必再行 15:2 循环，应持续以 100 次/分进行胸外按压，同时每分钟通气 8~10 次，通气时不中断按压。每两分钟检查一次心律，同时通气者与按压者轮换
- 寻找并治疗可逆转病因：

低氧	低血容量	酸中毒	高钾或低钾血症	血栓（冠脉或肺）
低血糖	低体温	中毒	心包填塞　创伤	张力性气胸

- 骨通道注射（IO）：
  - 所有年龄病人均适用（新生儿不常使用骨通道），在心搏停止病人如果预计建立其他液体通道耗时大于 90 秒则应该选择骨内通道，病人情况稳定可适当放宽要求
  - 通常穿刺部位是胫骨前，也可选择股骨远端、踝部正中，或髂前上棘

第四章

儿童无脉性心跳骤停抢救流程

(Pediatric Pulseless Arrest)

挽救心跳骤停的方法就是对其施用心肺复苏术。

儿童突然发生心跳骤停的原因大多非心脏因素。其主要原因是呼吸衰竭、外伤、败血症、神经系统疾病和猝死综合征。

根据《2005 心肺复苏及心血管急救指南》,为专业急救人员制定的儿童无脉性心跳骤停所适用的儿童概念是指年龄从 1 岁到进入青春期(大约 12～14 岁)、第二性征出现这个年龄段的患者。年龄大于此标准的儿童可以使用成人无脉性心跳骤停抢救流程,但是医院(尤其是儿童医院)可以选择把儿童高级生命支持指南用于所有年龄阶段的患儿(通常到 16～18 岁)。

一、紧急评估、紧急处理(基本生命支持,BLS)

1. 紧急评估有无危及生命的情况

(1) 快速评估患者神志情况和所处环境是否安全(DR),轻拍患儿并大声问:“你还好吗?”。如果认识患儿,就叫他的名字。

(2) 呼叫他人或者急救中心给予支持:2005 心肺复苏指南建议,发现患者无反应时应该立即电话或者其他方式呼救启动 EMS 系统、获取电击除颤器(AED)(如果可能),称为“先呼救再急救”、第一时间电话呼救(phone first)。但是,对于所有可能为缺氧型心脏停搏的患者(如溺水、外伤、药物过量)及小于 8 岁小孩,单个急救者应该先给予徒手心肺复苏两分钟后(包括 30 次胸外心脏按压和 2 次通气)再打电话求救,称为“先急救再呼救”、尽早电话呼救(phone fast)。可见,小于 8 岁小孩可以先急救再呼救“phone fast”。

(3) 开放气道、评估气道是否通畅,检查并清理呼吸道异物(A):对外伤和非外伤患儿都可用仰头—抬颏法开放气道。在保持气道开放的同时,用少于 10 秒的时间检查患儿是否有呼吸。看胸腹部的有节律的运动,听口鼻处的呼气声,同时用颊部感觉患儿呼出的气流。

(4) 评估是否有呼吸。

2. 如果患者没有神志、没有呼吸说明有危及生命的紧急情况应迅速解除

(1) 没有呼吸者立即给予人工通气二次 (B):对婴儿和儿童,医务人员应当特别注重提供有效的人工呼吸,因为婴儿和儿童中窒息比心脏骤停更为普遍。为了保证人工呼吸的有效性,重新开放气道和再尝试进行人工呼吸十分重要。急救人员可能需要用双倍的时间为婴儿和儿童提供两次有效的通气;

(2) 评估有无脉搏(5～15 秒内完成,非专业人士可以省略);

(3) 给予胸外心脏按压 (C):在胸骨的下半段两乳连线上进行按压。非专业的急救人员对所有患者(婴儿,儿童及成人)都采用 30∶2 的按压—通气比。医务人员提供的所有的单人复苏一样均采用 30∶2 的按压—通气比,但是双人对婴儿和儿童进行复苏时应采用 15∶2 的按压通气比。按压深度为胸廓前后径的 1/3～1/2,频率为每分钟 100 次。

(4) 反复循环进行按压/通气。每 2 分钟后再次评估心律,有条件时考虑更换胸外心脏按压者。

3. 如果获得了除颤器或者心电图机,立即评估心律是否为可以除颤心律

（1）室颤/无脉性室速属于可以除颤心律。

（2）心脏停搏/无脉电活动属于不可以除颤心律。

二、次级评估与救治(ACLS)

（一）室颤/无脉性室速救治

1. 给予第一次电击除颤　在继续进行基本生命支持的基础上，如果存在室颤或无脉性室速，给予一次电击后立即进行以胸外按压起始的CPR。在可能的情况下应对1～8岁的儿童使用小儿能量递减除颤器，设计这些系统主要是将8岁（大约体重25kg或身高127cm）以下患者电击的能量选择降低到合适的水平。传统的自动体表除颤器（AED）没有小儿能量递减系统适用于年龄≥8岁的儿童和成人，因为通过小儿系统提供的电击能量对大龄儿童、青少年及成人极有可能不够。如果使用的是手动除颤仪，建议第一次除颤的能量为2J/kg，第二次及其以后除颤的能量为4J/kg。

2. 继续进行按压/通气2分钟后再次评估心律　2005美国心肺复苏指南推荐的无脉性心跳骤停ACLS流程图描述的处理策略是尽可能减少胸外按压中断次数和提供最有效的电除颤，胸外按压只在通气（直到建立高级气道）、检查心律和电击时被中断。必须控制对脉搏和心律的检查，且不推荐电击后立即检查，而是建议电击后随即重复5个周期（或2分钟）CPR，然后检查心律。

3. 给予第二次电击除颤，除颤的能量为4J/kg。

4. 继续进行按压/通气2分钟后再次评估心律。

5. 建立药物通道并给予血管活性药物　如果在CPR和1～2次电击后室颤或室速仍然存在，可给予血管升压药物。肾上腺素0.01mg/kg静脉注射/骨通道注射，每3～5分钟重复1次。气管内给药：0.1mg/kg（1∶1000：0.1ml/kg）。

6. 给予第三次电击除颤　除颤的能量为4J/kg。电击后随即重复5个周期（或2分钟）CPR，然后检查心律。

7. 给予抗心律失常药物　如果2～3次电击、持续的CPR和应用血管升压药物之后室颤或室速仍然存在，应考虑给予抗心律失常药物。首选胺碘酮，心脏骤停患者如为室颤或无脉性室性心动过速，初始负荷剂量为5mg/kg溶于10～20ml生理盐水或葡萄糖液内快速推注，3～5分钟后再推注半量，维持剂量为1～1.5mg/min持续静滴6小时。如没有胺碘酮也可用利多卡因，初始剂量以1mg/kg静注，无效的顽固性室性心动过速或室颤，可酌情在5～10分钟内再给予1次0.5～0.75mg/kg冲击量，总剂量不超过3mg/kg；尖端扭转型室速伴长QT间期也可用镁剂，1～2g硫酸镁以5%葡萄糖液10ml稀释后，5～20分钟内静脉/骨内通道推入。

8. 如有脉搏，开始复苏后处理。如仍然没有脉搏，继续重复进行室颤/无脉性室速救治流程。

（二）心脏停搏/无脉电活动救治

心脏停搏是心脏机械及电生理活动均消失，即无心室的收缩，心电图显示为一直线。无脉性电活动（PEA，又称电机械分离）是指心肌有电活动、去极化，但无同步性心肌收缩，没有脉搏。

对于心脏停搏和PEA患者，除颤几乎没有益处，复苏主要在于有效持续的CPR和治疗可逆性病因和伴发因素。

1. 继续进行按压/通气2分钟后再次评估心律　心脏停搏或者无脉电活动。

2. 给予血管活性药物　每3～5分钟给一次肾上腺素1mg。

3. 给予阿托品　1mg静推/骨通道，3～5分钟可重复一次，最多3次。

4. 继续进行按压/通气2分钟后再次评估心律。

5. 如果仍然为心脏停搏或者无脉电活动，则反复循环进行上述1～4步骤。复苏者应设法建立高级气道（如气管内插管、食管-气管联合导管、喉罩）。一旦高级气道安置完毕，可以省去人工呼吸，以减少因进行通气而中断按压。按压者应连续进行约100次/分的胸外按压，另一人通过高级气道进行每分钟8～10次通气。每两分钟（检查心律时），按压者与通气者应轮换。同时注意尽量减少因建立高级气道而中断胸外按压，不要因为建立静脉或骨内通道而中断CPR。

6. 如果转换为可以除颤心律，给予电击除颤并转为室颤/无脉性室速救治流程。

7. 如有脉搏，开始复苏后处理。

三、临床表现与进一步评估、救治

复苏后支持治疗是心肺复苏的重要组成部分。

复苏后治疗的目的包括：①进一步改善心肺功能和体循环灌注，特别是脑灌注；②将院前心跳骤停患者及时转至医院的急诊室，再转至设备完善的ICU病房；③积极寻找并治疗导致心跳骤停的原因；④完善措施，预防复发；⑤采取措施，改善远期预后。应着力加强循环、呼吸和神经系统支持，尤其是神经系统的完全康复，积极体温控制和调整代谢紊乱。

1. 积极准备进行高级气道支持　复苏者应及早设法建立高级气道，如气管插管、气管切开或者球囊面罩、喉罩等。建立高级气道后，胸外按压和通气分别进行，通气时不中断按压。有条件时可以使用呼吸机人工通气。

2. 自主循环系统支持　复苏后支持治疗的首要目的是恢复组织和器官的有效循环并使之灌注充分。积极寻找并治疗导致心跳骤停的原因，治疗心跳骤停后由缺血、缺氧导致的再灌注损伤。

心跳骤停复苏后的血流动力学通常不稳定，由多脏器衰竭导致的早期死亡与持续性低心排有关。血流动力学不稳定可经输液、血管活性药物治疗后改善。有创血压监测可准确测量动脉压，对制定最合理的药物联合治疗方案，使组织灌注达到最佳状态有帮助。根据需要，对输液量和血管活性物质（多巴胺、米力农、去甲肾上腺素等）精确定量，以维持血压、心输出量和组织灌注。尚未确定理想的血压或血流动力学参数与患者生存率之间的关系。

3. 积极治疗体温调节障碍　国外近年来推崇亚低温治疗，对由室颤引起的心跳骤停，复苏后仍昏迷但血流动力学稳定者，应将其体温降至32～34℃，并维持12～24小时，对患者的恢复有益。对院外、院内非室颤引起的心跳骤停患者，可采用类似疗法。现低温疗法的临床研究大多采用体外降温技术如冰毯、冰袋等，常需数小时才能达到目标温度。新近研究开始采用体内降温技术如输注冰盐水、血管内置入冷却导管、经鼻部颅底降温等，使体温迅速降至目标温度，并很好地掌握降温的时机和持续时间已成为可能，这将使很多患者获益。在低温期间，严密观察体温变化和注意防范低温副作用非常重要。

4. 寻找并治疗可逆转的病因　低氧、低血容量、酸中毒、高钾或低钾血症、低血糖、低体温、中毒、心包填塞、创伤、血栓（冠脉或肺）、张力性气胸等。

5. 密切观察、维持内环境稳定和脏器功能支持。

（1）建立静脉通道，不能建立则迅速建立骨通道。

（2）进一步监护心电、血压、脉搏和呼吸。

（3）大流量给氧。

（4）控制血糖。

（5）复苏后除了呼吸、循环和中枢神经系统损害外，常还并发肝、肾功能衰竭，胰腺炎，全身炎症反应甚至脓毒症，通过积极的各器官支持治疗，如血液透析、连续性肾脏替代疗法等，患者通常可以从中获益。

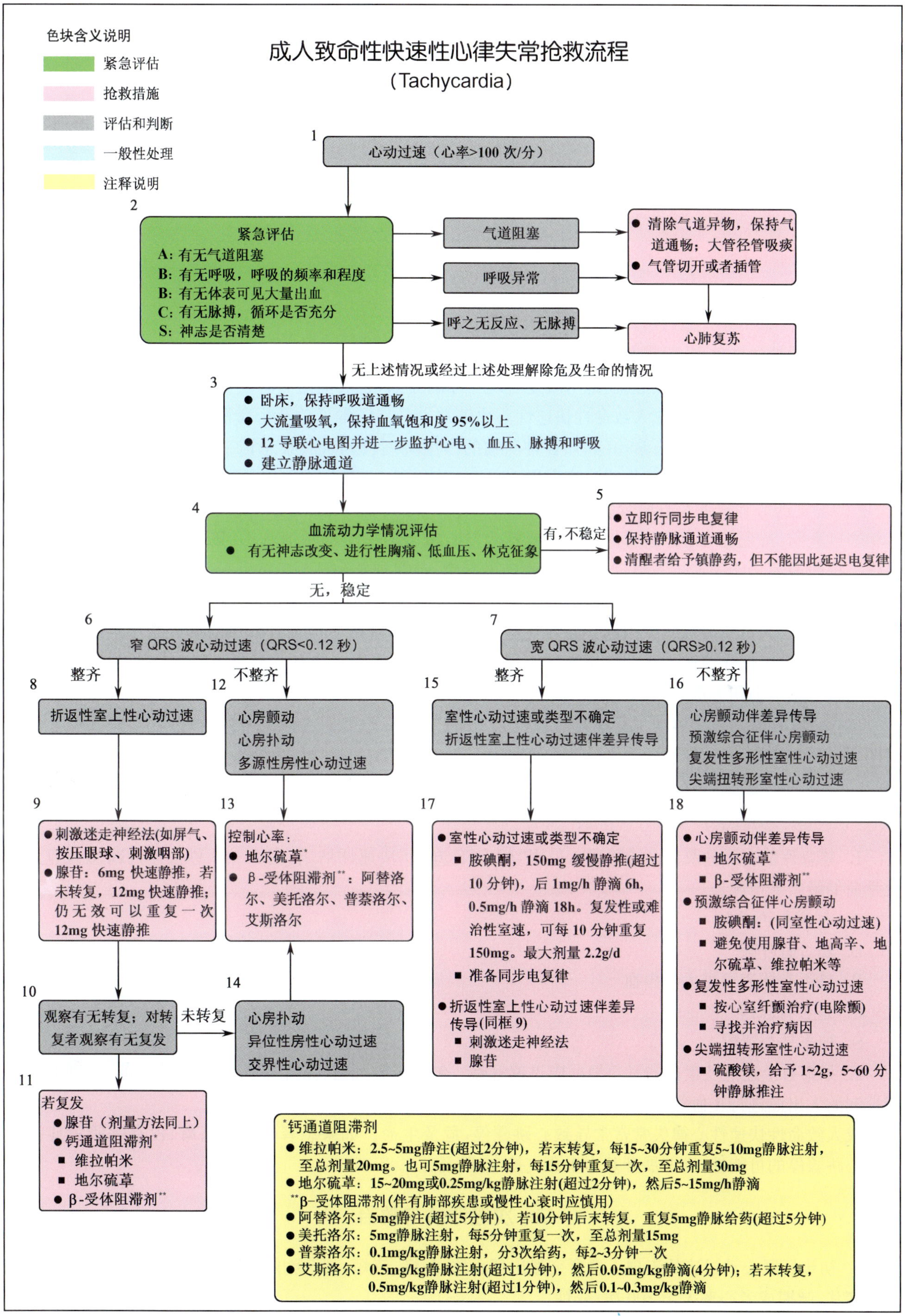
色块含义说明
紧急评估
抢救措施
评估和判断
一般性处理
注释说明
成人致命性快速性心律失常抢救流程
(Tachycardia)
1
心动过速（心率>100 次/分）
2
紧急评估
A：有无气道阻塞
B：有无呼吸，呼吸的频率和程度
B：有无体表可见大量出血
C：有无脉搏，循环是否充分
S：神志是否清楚
气道阻塞
呼吸异常
呼之无反应、无脉搏
● 清除气道异物，保持气道通畅；大管径管吸痰
● 气管切开或者插管
心肺复苏
无上述情况或经过上述处理解除危及生命的情况
3
● 卧床，保持呼吸道通畅
● 大流量吸氧，保持血氧饱和度 95%以上
● 12 导联心电图并进一步监护心电、 血压、脉搏和呼吸
● 建立静脉通道
4
血流动力学情况评估
● 有无神志改变、进行性胸痛、低血压、休克征象
有，不稳定
5
● 立即行同步电复律
● 保持静脉通道通畅
● 清醒者给予镇静药，但不能因此延迟电复律
无，稳定
6
窄 QRS 波心动过速（QRS<0.12 秒）
7
宽 QRS 波心动过速（QRS≥0.12 秒）
整齐
不整齐
整齐
不整齐
8
折返性室上性心动过速
12
心房颤动
心房扑动
多源性房性心动过速
15
室性心动过速或类型不确定
折返性室上性心动过速伴差异传导
16
心房颤动伴差异传导
预激综合征伴心房颤动
复发性多形性室性心动过速
尖端扭转形室性心动过速
9
● 刺激迷走神经法(如屏气、按压眼球、刺激咽部)
● 腺苷：6mg 快速静推，若未转复，12mg 快速静推；仍无效可以重复一次 12mg 快速静推
13
控制心率：
● 地尔硫草*
● β-受体阻滞剂**：阿替洛尔、美托洛尔、普萘洛尔、艾斯洛尔
17
● 室性心动过速或类型不确定
■ 胺碘酮，150mg 缓慢静推(超过 10 分钟)，后 1mg/h 静滴 6h，0.5mg/h 静滴 18h。复发性或难治性室速，可每 10 分钟重复 150mg。最大剂量 2.2g/d
■ 准备同步电复律
● 折返性室上性心动过速伴差异传导(同框 9)
■ 刺激迷走神经法
■ 腺苷
18
● 心房颤动伴差异传导
■ 地尔硫草*
■ β-受体阻滞剂**
● 预激综合征伴心房颤动
■ 胺碘酮：(同室性心动过速)
■ 避免使用腺苷、地高辛、地尔硫草、维拉帕米等
● 复发性多形性室性心动过速
■ 按心室纤颤治疗(电除颤)
■ 寻找并治疗病因
● 尖端扭转形室性心动过速
■ 硫酸镁，给予 1~2g，5~60 分钟静脉推注
10
观察有无转复；对转复者观察有无复发
未转复
14
心房扑动
异位性房性心动过速
交界性心动过速
11
若复发
● 腺苷（剂量方法同上）
● 钙通道阻滞剂*
■ 维拉帕米
■ 地尔硫草
● β-受体阻滞剂**
*钙通道阻滞剂
● 维拉帕米：2.5~5mg静注(超过2分钟)，若未转复，每15~30分钟重复5~10mg静脉注射，至总剂量20mg。也可5mg静脉注射，每15分钟重复一次，至总剂量30mg
● 地尔硫草：15~20mg或0.25mg/kg静脉注射(超过2分钟)，然后5~15mg/h静滴
**β-受体阻滞剂(伴有肺部疾患或慢性心衰时应慎用)
● 阿替洛尔：5mg静注(超过5分钟)，若10分钟后未转复，重复5mg静脉给药(超过5分钟)
● 美托洛尔：5mg静脉注射，每5分钟重复一次，至总剂量15mg
● 普萘洛尔：0.1mg/kg静脉注射，分3次给药，每2~3分钟一次
● 艾斯洛尔：0.5mg/kg静脉注射(超过1分钟)，然后0.05mg/kg静滴(4分钟)；若未转复，0.5mg/kg静脉注射(超过1分钟)，然后0.1~0.3mg/kg静滴

第五章

成人致命性快速性心律失常抢救流程

(Tachycardia)

心律失常是常见急症,但是并非所有心律失常均致命。

致命性心律失常常常导致心跳骤停,既是心跳骤停的原因,也可能是心肺复苏过程中的病理生理过程,同时也是死亡的主要原因。成人致命性快速性心律失常也是临床常见危及生命情况。因此,必须在几秒钟之内迅速而准确的识别心律失常,并熟知各种药物的作用机理、适应证、禁忌证、剂量和注意事项以及他们之间的相互作用,选择合适的药物或治疗手段。

《2005 美国心肺复苏及心血管急救指南》中对心律失常的识别及处理原则提出了最新理念,其修改程度是相当巨大的:首先是对心律失常的处理被概括为“快、慢、停”三个简单流程图;第二是对快速性心律失常提出了按照循环功能稳定与不稳定、QRS 波形态宽与窄、节律规整和不规整的新分类处理程序;第三是认识到药物治疗是控制心律失常的重要手段,但是更强调高质量的基本生命支持(通气与按压)是抢救成功的基础和关键,急救人员应尽量减少因建立高级气道、血管通路、给药或者电治疗而中断胸外按压的时间。为了方便使用,本章仅仅介绍成人致命性快速性心律失常急救,对骤停心律和症状性心动过缓两类致命性心律失常的救治见本书相关章节。

本章认真理解并充分体现了新指南的新概念,并将之推广到其他心律失常的处理,较以往其他文献更简便、易记、实用。

一、紧急评估、紧急处理

1. 紧急评估有无危及生命的情况　采用“ABBCS 方法”快速评估,利用 5～20 秒快速判断患者有无危及生命的最紧急情况:

A. 气道是否通畅

B. 是否有呼吸

B. 是否有体表可见大量出血

C. 是否有脉搏

S. 神志是否清醒

2. 如果有上述危及生命的紧急情况应迅速解除　包括开放气道、保持气道通畅、心肺复苏、立即对外表能控制的大出血进行止血等。

成人致命性快速性心律失常常常导致心跳骤停,危及生命。如果患者神志不清醒、没有呼吸就应该考虑有心跳骤停的可能性,立即展开基本生命支持(心肺复苏)。

二、次级评估与救治

1. 初步怀疑心动过速的表现　患者突然出现心悸、心慌、气短,甚至胸闷、缺血性胸痛、头晕、低血压、昏迷等症状,脉搏或者心率大于 100 次/分钟。

2. 评估血流动力学状态 评估患者有无神志改变、进行性胸痛、低血压、休克征象来判断血流动力学状态。如果患者有上述表现，说明有血流动力学不稳定需要立即进行电转律。

按照《2005 美国心肺复苏及心血管急救指南》，不同 QRS 波形心动过速给予不同的治疗措施。但是，无论那种心动过速，对血流动力学的影响评估十分重要，对心动过速的患者首先要判断患者的血流动力学是否稳定。如果患者表现有心率相关的心血管症状，并伴有诸如精神状态改变、进行性胸痛、低血压或其他休克征象的体征和症状，即为血流动力学不稳定。

3. 紧急电治疗 如果患者表现有血流动力学不稳定，在给予足够的氧供和气道通气支持同时，症状和体征仍持续存在者应立即行紧急电治疗，包括电除颤、电复律。

注意不要因为给药或建立静脉通路而延迟紧急电治疗。

如果血流动力学情况稳定，方才考虑按照以下步骤静脉使用抗心律失常药。

4. 进行 12 导联心电图检查 立即进行 12 导联心电图检查，首要关键是快速评估 QRS 波形形态的宽窄（QRS＜0.12 秒为窄 QRS 波，QRS≥0.12 秒为宽 QRS 波）。第二步是判断心电节律是否规则，分为规则和不规则两种。

5. 其他紧急处理

（1）绝对卧床休息，侧卧位，严格限制探视。

（2）保持呼吸道通畅，避免误吸和窒息。大流量吸氧，保持血氧饱和度 95%以上。

（3）建立静脉通道。

（4）进一步监护心电、血压、脉搏和呼吸。

（5）心理安慰和辅导。

三、临床表现与进一步评估、救治

对血流动力学状态稳定的患者，根据上述 12 导联心电图的 QRS 波形形态宽窄和心电节律是否规则区分为以下 4 种情况分别处理：

（一）规则的窄 QRS 波心动过速

1. 评估 QRS＜0.12 秒，节律规则。规则的窄 QRS 波心动过速以室上性为主

2. 非药物治疗

（1）对室上性心动过速，急诊最常用的非药物治疗为迷走神经刺激法，如屏气、按压眼球、刺激咽部等。老年、心脑血管病者、孕妇不宜使用。这种方法简便、易行，往往最先采用，其中以 Valsalva 动作或颈动脉窦按摩效果较好。

（2）对生理性窦性心动过速，以安抚患者为主，并去除病因和诱因。

3. 药物治疗

（1）腺苷：对于血流动力学稳定的室上性心动过速患者，迷走神经刺激法及腺苷静脉快速推注治疗是首选的治疗措施。如果折返性室上性心动过速对迷走神经刺激法无反应，静脉快速推注腺苷，往往在数秒内能终止心动过速。初始剂量 6mg，应经大静脉（如肘静脉）1～3 秒内快速推注完毕，随即再推入 10～20ml 盐水并抬高手臂。若 1～2 分钟后心律未转复，给予 12mg 快速静推。1～2 分钟后心律仍未转复者，再给予 12mg 快速静推。

（2）其他可以选择的药物：除迷走神经刺激法及腺苷静脉快速推注之外急诊还可以选择的药物包括：①胺碘酮；②钙通道阻滞剂：缓慢静脉推注维拉帕米、地尔硫䓬；③β 受体阻滞剂；④在上述方法无效或无电复律设备的情况下，还可选西地兰静注；普鲁卡因胺、氟卡尼、普罗帕酮、索他洛尔，但对有器质性心脏病、心功能不全、基本心律有缓慢型心律失常的患者应慎用。

4. 无效或者复发 在上述方法无效或无电复律设备的情况下，目前主张以控制心室率为主，可将 β-受体阻滞剂或非二氢吡啶类钙通道阻滞剂（维拉帕米、地尔硫䓬）作为控制心率的二线药物。复发者可以考虑再次使用静脉快速推注腺苷。

（二）不规则的窄 QRS 波心动过速

1. 评估 QRS<0.12 秒，节律不规则。

不规整窄 QRS 波心动过速可能为心房纤颤、心房扑动、多源性房性心动过速、交界性心动过速。发作时，可能导致心室率过快，可引起血压降低甚至晕厥。

2. 药物治疗 不规整窄 QRS 波心动过速处理主要在于控制过快的心室率（心率控制），尽可能将血流动力学不稳定的心律转复为窦性心律（心律控制）。

（1）控制心室率：

1）对导致血流动力学障碍的不规整窄 QRS 波心动过速，应立即施行直流电复律，无电复律条件者可静脉应用胺碘酮。

2）其他症状不明显的、心室率每分钟 120 次以下的、血流动力学稳定的患者可以保守治疗，可选用地尔硫䓬、β-受体阻滞剂和镁剂早期控制心率。

3）若房颤发作前存在预激综合征患者不能应用房室结阻滞药如钙通道阻滞剂、地高辛和 β-受体阻滞剂，可选用胺碘酮。

（2）控制心律：

1）成功的心脏复律及预防再发，皆取决于患者心房的大小及发生房颤等不规整窄 QRS 波心动过速时间的长短。心房愈大，发生时间愈久，要成功的维持窦性节律机会愈少。

2）如果患者房颤持续时间超过 48 小时，发生心源性栓塞的危险大，在心律控制前必须先进行抗凝治疗。不论欲以药物或心脏电击复律，皆宜先行给予抗凝血剂。心脏转律药物包括胺碘酮、伊布利特、普罗帕酮、氟卡尼、地高辛、普鲁卡因胺、奎尼丁、可乐定和镁剂。

（三）规则的宽 QRS 波心动过速

1. 评估 静息状态下，患者心室率大于 100 次/分钟；QRS 波形态匀齐，宽度≥0.12 秒。

最常见的宽 QRS 波心动过速类型包括：室性心动过速、室上性心动过速伴差异性传导、预激性心动过速（与旁路传导有关或由旁路介导）、尖端扭转性室速。

2. 非药物治疗 患者血流动力学须维持稳定，以便有时间明确心律失常的诊断或前往医院确诊。如患者出现无脉、休克或充血性心力衰竭时，此类危重病情是由室性心律失常所致，应立即予以电治疗（电复律或电除颤）。

3. 药物治疗 如无条件行电复律电除颤，或者血流动力学稳定可使用药物终止室速，选择药物的标准是建立在：①QRS 波形态；②QT 间期有无延长。

（1）成人的单形室性心动过速和性质不明的室性心动过速：如果血流动力学情况稳定，首选静脉给予抗心律失常药胺碘酮，其他可用的药物有普鲁卡因胺和索他洛尔、利多卡因等。

胺碘酮，首剂 150mg 稀释后缓慢静推（超过 10 分钟），继以 1mg/h 静滴 6 小时，0.5mg/h 静滴 18 小时。复发性或难治性室速，可每 10 分钟重复 150mg。最大剂量 2.2g/d。如果胺碘酮治疗无效应该及时考虑同步电复律。

（2）折返性室上速伴差异传导：可以选择与规则的窄 QRS 波心动过速处理相同方式处理。

（四）不规则的宽 QRS 波心动过速

1. 心房纤颤伴差异传导 血流动力学稳定的患者可以保守治疗，可选用地尔硫䓬、β-受体阻滞剂和镁剂早期控制心室率。

2. 预激性心动过速 避免使用腺苷、地高辛、地尔硫䓬、维拉帕米等影响房室结传导的药物。可以选择胺碘酮，剂量方法同室速。

3. 多形性（不规整）室速 可能恶化为无脉性心脏停搏，应立即进行治疗，必要时按照室颤处理。可使用：胺碘酮、普鲁卡因胺、索他洛尔、利多卡因。对于复发性多形性室速的药物治疗，取决于在窦性节律期间有无长 QT 间期。无长 QT 间期的多形室性心动过速使用胺碘酮；QT 延长的多形室性心动过速应考虑有无尖端扭转性室性心动过速的可能。

4. 对伴 QT 延长的多型室性心动过速 应考虑有无尖端扭转性室速的可能，首先应停用可能延长 QT

间期的药物、纠正电解质紊乱和其他急性药物体内蓄积，镁剂常用于治疗尖端扭转型室性心动过速（多形性室速伴长 QT 间期），也可以试用异丙肾上腺素。

抗快速心律失常的药物同时也有降血压作用，故此类患者应维持足够的血压水平以便使用抗心律失常药物治疗，如药物引起低血压需立即行电转复终止异常心律。

症状性心动过缓性心律失常抢救流程

（Bradycardia）

色块含义说明

- 紧急评估
- 抢救措施
- 评估和判断
- 一般性处理
- 注释说明

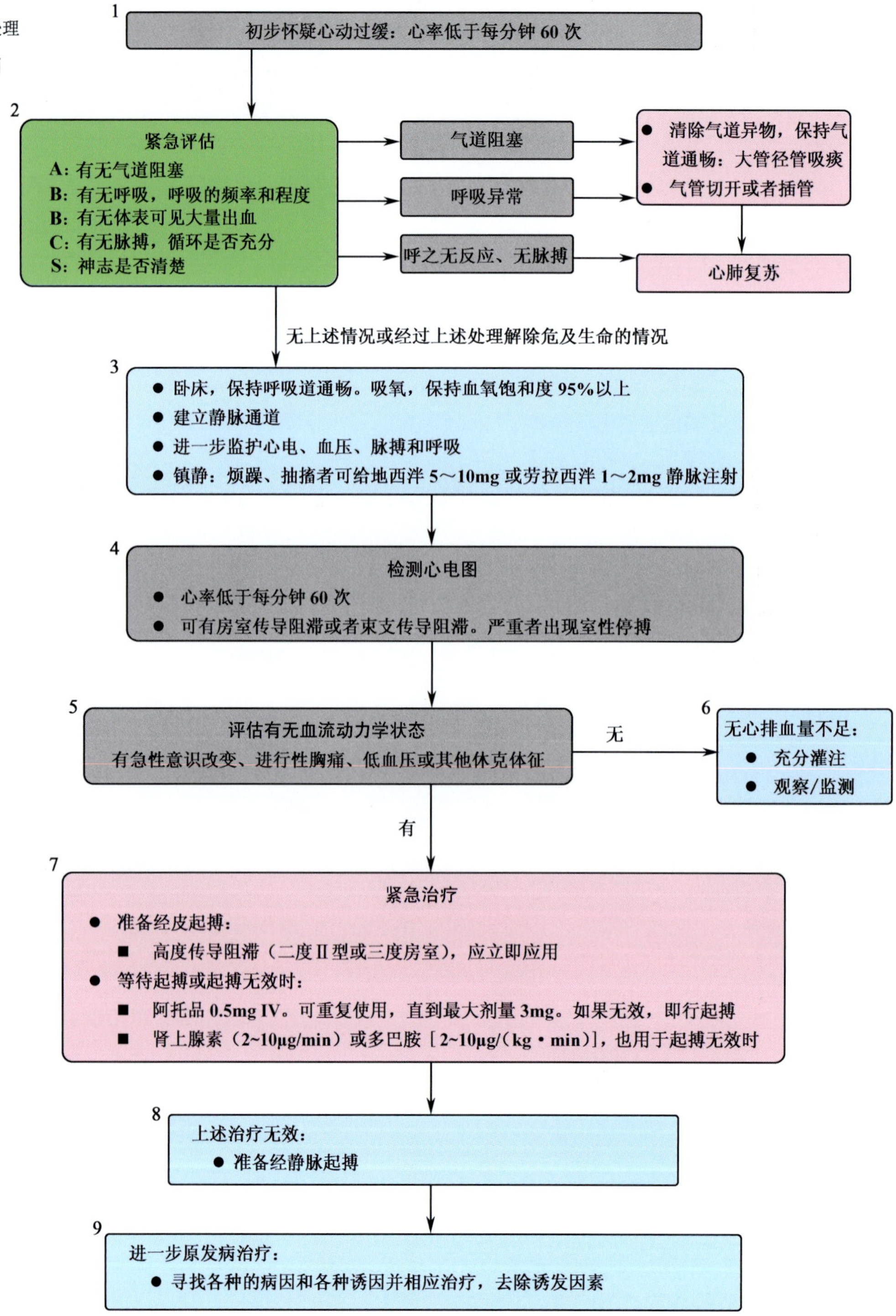

第六章

症状性心动过缓性心律失常抢救流程

（Tachycardia）

心率低于每分钟 60 次即为心动过缓。包括窦性心动过缓、房室交界性心律、心室自主心律、传导阻滞（包括窦房传导阻滞、心房内传导阻滞、房室传导阻滞），及心室停搏、电机械分离等。缓慢心率对某些患者来说可能是生理性的，正常心脏即使只有 30 次/分钟的心跳，也能保持适当的心排血量。当心脏有器质性病变时，过于缓慢的心率可以引起一系列心排血量不足的症状，头痛、头晕、黑矇、乏力，甚至一过性晕厥，这才是有临床治疗意义的心动过缓。

任何心动过缓患者的治疗首先应强调气道和呼吸支持。同时吸氧、安置监护仪、评估血压和氧饱和度、并且建立静脉通道，做心电图以确认心律。开始治疗时，需要评估患者的临床状况并确认出潜在的可逆因素。

必须能够识别出心排血量不足的症状体征并判断出这些症状体征是否可能由心动过缓引起。心动过缓的症状体征可能很轻微，无症状者可不予治疗，但需要监测恶化的征象。对伴有低血压、急性意识改变、胸痛、充血性心力衰竭、抽搐、晕厥或与心动过缓有关的其他血液动力学不稳定表现的患者，需立即借用下述心动过缓流程图进行治疗。

本章认真理解了并充分体现了《2005 美国心肺复苏及心血管急救指南》的新概念，与前三章共同组成最常见致命性心律失常的“快、慢、停”三个抢救流程。心脏停搏、无脉性电活动也属于心跳骤停，已在无脉性心跳骤停抢救流程图中一并描述介绍。

一、紧急评估、紧急处理

1. 紧急评估有无危及生命的情况　采用“ABBCS 方法”快速评估，利用 5～20 秒快速判断患者有无危及生命的最紧急情况：

A. 气道是否通畅

B. 是否有呼吸

B. 是否有体表可见大量出血

C. 是否有脉搏

S. 神志是否清醒

2. 如果有上述危及生命的紧急情况应迅速解除　包括开放气道、保持气道通畅、心肺复苏、立即对外表能控制的大出血进行止血等。

成人严重症状性心动过缓常常导致心跳骤停，危及生命。如果患者神志不清醒、没有呼吸就应该考虑有心跳骤停的可能性，立即展开基本生命支持（心肺复苏）。在抢救过程中转化为心脏停搏和电机械分离也应该立即进行心肺复苏。

二、次级评估与救治

1. 初步怀疑心动过缓的表现　患者脉搏或者心率小于 60 次/分钟。

2. 评估血流动力学状态　评估患者有无神志改变、进行性胸痛、低血压、休克征象来判断血流动力学状态。

按照《2005 美国心肺复苏及心血管急救指南》，无论哪种心律失常，对血流动力学的影响评估十分重要。对患者首先要判断患者的血流动力学是否稳定，如果患者表现有心率相关的心血管症状，并伴有诸如精神状态改变、进行性胸痛、低血压或其他休克征象的体征和症状，即为血流动力学不稳定，说明有立即进行紧急治疗必要。

3. 进行心电图检查　立即进行心电图检查以更好的确认心律，首要关键是快速评估心率。第二步是判断心电节律是否有传导阻滞。

房室传导阻滞常发生在房室结以下，或在希氏束（少见）或左右束支（常见），通常是传导系统有实质病变。它们可能由药物或电解质紊乱或 AMI 及心肌结构问题所引起。房室传导阻滞分为一、二、三度。

一度房室传导阻滞定义为 PR 间期延长（>0.20s），一般是良性的。

二度房室传导阻滞分为莫氏Ⅰ型和Ⅱ型。Ⅰ型阻滞发生于房室结，阻滞往往是暂时的，无症状的。Ⅱ型阻滞往往发生在房室结以下的希氏束或其分支，通常有症状，有可能进展为完全性（三度）房室传导阻滞。

三度房室传导阻滞表示房室间传导完全不通，导致房室间无冲动传导，房率与室率无关，阻滞可发生在房室结、希氏束或束支部位。三度房室传导阻滞是持久性的还是短暂性的取决于其基础病因。PR 间期因心房与心室是分由两个不同的起搏点去极化，互不相干。

依阻滞部位不同，其病因、治疗及预后皆不相同。根据发生的急缓和心室率的变化，其症状从头晕、乏力、活动时加重，直到心跳骤停都有可能出现。急性二度Ⅱ型房室传导阻滞和三度房室传导阻滞常伴有明显的症状，患者随时可能发生心脑综合征，需立即治疗。

4. 紧急电治疗　经皮起搏是有症状的心动过缓的主要干预措施（Ⅰ级）。如果患者表现有血流动力学不稳定，在给予足够的氧供和气道通气支持的同时，症状和体征仍持续存在者应立即行紧急电治疗，方法是首先选择经皮电起搏。立即应用经皮人工心脏起搏的指征：患者有灌注不足的表现，对阿托品或二线药物无反应；对有症状的高度传导阻滞（二度Ⅱ型或三度），或伴新出现的宽 QRS 波的三度房室传导阻滞需立即实施经皮起搏。

经皮起搏属于无创性操作，且可由急救人员在床旁实施。但是它也有许多局限性，例如经皮起搏导致疼痛并可能因此不能产生有效的机械夺获；如果患者的心血管系统症状不是由心动过缓引起，即使是有效的起搏，患者的症状也可能无改善。

处理方法是用镇痛剂和镇静剂控制疼痛，操作时要证实机械夺获及再度评估患者状况。起搏后努力找出缓慢性心律失常的原因。

如果经皮起搏无效，应该准备经静脉起搏和请心血管专家会诊。

在等待电起搏治疗或者起搏无效时需要静脉使用抗心律失常药。对灌注不足的患者，注意不要因为给药或建立静脉通路而延迟经皮起搏。

(1) 阿托品（atropine）：阿托品可逆转由胆碱能介导的心率减慢。在排除掉可逆因素的情况下（包括：血容量不足；药物过量低氧血症；心包填塞；酸中毒；张力性气胸；低钾/高钾血症；急性冠脉综合征；低体温；肺栓塞等），阿托品仍是治疗急性有症状的心动过缓的一线药物，对院内或院外有症状的心动过缓都是有效的。在等待经皮起搏器的过程中，可作为有症状的高度房室传导阻滞的一项姑息治疗。

初始剂量 0.5mg，静脉注射或者静脉滴注，可重复使用，每 3～5 分钟重复静推直至总量 3mg。

如果患者对阿托品无反应，即使二线药物如多巴胺或肾上腺素可能有效，应该考虑行经皮起搏。对有症状的高度传导阻滞（二或三度），或伴新出现的宽 QRS 波的三度房室传导阻滞应避免依赖阿托品，这类患者应立即起搏。急性心肌梗死、心脏移植的患者应慎用阿托品。

(2) 备选药物：这些药物不是治疗有症状的心动过缓的一线药物。在患者对阿托品无反应时可考虑应用，在等待起搏器过程中，它们可以作为一项姑息性治疗措施。2005 心肺复苏指南将肾上腺素（2～10μg/min）和多巴胺[2～10μg/(kg·min)]列为备选药物（Ⅱb 级），也可以试用胰高血糖素。

若进展为无脉性心脏停搏，参照无脉性心脏停搏流程图。

5. 其他紧急处理

(1) 绝对卧床休息，侧卧位，严格限制探视。

(2) 保持呼吸道通畅，避免误吸和窒息。大流量吸氧，保持血氧饱和度95%以上。

(3) 建立静脉通道。

(4) 进一步监护心电、血压、脉搏和呼吸。

(5) 提倡对患者进行心理安慰和辅导。

三、临床表现与进一步评估、救治

一般而言，处理及时和拥有先进的医疗条件是预后较好的基础，积极找寻可恢复的原因，并给予相应治疗也是十分重要的急救措施之一。

1. 寻找和治疗可能的病因和各种诱因并相应治疗　常见病因包括低血容量、低氧、酸中毒、低钾/高钾血症、低血糖、低体温、中毒、心包填塞、张力性气胸、血栓形成(冠脉或肺) 创伤(低血容量，ICP升高)等。

2. 经静脉起搏　经皮肤静脉穿刺送入起搏导管，留置于右心室心尖部(偶有在右心房临时起搏)，进行起搏。临时起搏一般不超过7天。若超过2周病情仍不缓解，则应考虑安置永久心脏起搏器。

急性心肌梗死抢救流程

(Acute Myocardial Infarction，AMI)

色块含义说明
- 紧急评估
- 抢救措施
- 评估和判断
- 一般性处理
- 注释说明

1 怀疑缺血性胸痛

2 紧急评估
- A：有无气道阻塞
- B：有无呼吸，呼吸的频率和程度
- B：有无体表可见大量出血
- C：有无脉搏，循环是否充分
- S：神志是否清楚

气道阻塞 / 呼吸异常 →
- 清除气道异物，保持气道通畅：大管径管吸痰
- 气管切开或者插管

→ 心肺复苏

呼之无反应、无脉搏 → 心肺复苏

无上述情况或经过上述处理解除危及生命的情况

3
- 停止活动，绝对卧床休息，拒探视
- 大流量吸氧，保持血氧饱和度95%以上
- 阿司匹林160～325mg嚼服
- 硝酸甘油0.5mg(舌下含服),无效5～20μg/min静脉滴注
- 胸痛不能缓解则予吗啡2～4mg静注，必要重复
- 建立大静脉通道、监护心电、血压、脉搏和呼吸

4 快速评估（<10分钟）
- 迅速完成12导联心电图
- 简洁而有目的询问病史和体格检查
- 审核完整的溶栓清单、核查禁忌证
- 检查心肌标志物水平、电解质和凝血功能
- 必要时床边X线检查

10分钟内

5 评价初次的12导联心电图

6 ST段抬高或新出现(可能新)的LBBB*

7 ST段压低或T波倒置

8 ST段和T波正常或变化无意义

9 ST段抬高性心肌梗死(STEMI)

10 非ST段抬高性心肌梗死（NSTEMI）或高危性不稳定型心绞痛（UA）

11 中低危性不稳定型心绞痛(UA)

20分钟内

12 辅助治疗**（根据禁忌证调整）：
- β-受体阻滞剂(禁忌时改用钙离子拮抗剂如地尔硫䓬15~20mg缓慢静推)
- 氯吡格雷
- 普通肝素/低分子肝素
- 血管加压素转化酶抑制剂（ACEI）
- 他汀类
- 不能延迟心肌再灌注治疗

16 辅助治疗**（根据禁忌证调整）：
- 硝酸甘油
- β-受体阻滞剂
- 氯吡格雷
- 普通肝素/低分子肝素
- GPⅡb/Ⅲa拮抗剂
- 血管加压素转化酶抑制剂(ACEI)
- 他汀类

19 辅助治疗**（根据禁忌证调整）：
- 硝酸甘油
- β-受体阻滞剂
- 普通肝素/低分子肝素
- 低危者无须使用GPⅡb/Ⅲa拮抗剂

20 是否进展为高中危心绞痛或肌钙蛋白转为阳性

是 → 17；否 → 21

13 胸痛发作时间≤12小时

14
- 溶栓治疗
  - 入院至溶栓剂注射入血管时间≤30分钟

30分钟内

15
- 介入治疗(有/无溶栓禁忌证)
  - 早期PCI:入院至球囊介入时间≤90分钟
  - CABG（冠脉搭桥手术）

17
- 收住监护室进行危险分层，高危：
  - 顽固性缺血性胸痛
  - 反复/持续ST改变
  - 室性心动过速
  - 血流动力学不稳定
  - 左心衰竭征象(如气紧、咯血、肺啰音)

18
- 早期介入适应证和时机存在争议。给予最理想药物治疗后仍有明显进行的或反复发生缺血才介入治疗

21
- 收住急诊或者监护病房：
  - 连续心肌标志物检测
  - 反复查心电图/持续ST段监护
  - 精神应激评估
  - 诊断性冠脉造影

22
- 如无心梗或缺血证据，允许出院

90分钟内

*LBBB：左房室束支传导阻滞

**辅助治疗药物
- β-受体阻滞剂：普萘洛尔10~30mg/次，3~4次/日或1~3mg缓慢静注；美托洛尔6.25~25mg，3次/日
- 氯吡格雷：首剂300mg，此后75mg/d，连续8天
- 普通肝素60U/kg静注，后继12U/(kg·h)静滴；低分子肝素3000~5000U皮下注射，2次/日
- GPⅡb/Ⅲa拮抗剂：阿昔单抗0.25mg/kg静推，继以10μg(kg·h)静滴12小时；替罗非班10μg/kg静推，继以0.15μg/(kg·min)维持48小时
- ACEI/ARB：卡托普利6.25~50mg；3次/日；缬沙坦50~100mg，1次/日；厄贝沙坦150~300mg，1次/日
- 他汀类：洛伐他汀20~40mg，每晚一次；普伐他汀10~20mg，每晚一次；辛伐他汀20~40mg，每晚一次；也可选择氟伐他汀、西立伐他汀

第七章

急性心肌梗死抢救流程

（Acute Myocardial Infarction，AMI）

急性冠状动脉综合征（acute coronary syndrome，ACS）简称急性冠脉综合征。包括不稳定性心绞痛、心肌梗死。心电图改变包含病理性 Q 波、ST 段抬高、ST 段下移和无诊断意义的 ST 段和 T 波变化异常。不稳定性心绞痛被认为是慢性稳定性心绞痛和急性心肌梗死的中间状态，事实上，从不稳定性心绞痛到 ST 段抬高心肌梗死之间没有明确的界限，除病理生理基础有相似之处，都是在动脉粥样硬化斑块破裂的基础上继发血栓形成的结果。目前认为，这些症候群是同一疾病的动态组合，在病理生理上彼此交叉，但又各属于一个独立的过程。

近年来许多文献资料和随机对照试验中及美国心脏协会（AHA）、美国心脏病学会（ACC），中国医师协会心血管医师分会（CCCP）等组织的指南（例如，2005 美国心肺复苏及心血管急救指南、2007 缺血性卒中指南）均采用了新急性冠状动脉综合征分型方法：ST 段抬高性心肌梗死（STEMI）；非 ST 段抬高性心肌梗死（USTEMI）；不稳定性心绞痛（UA）。

大量的证据表明急性冠状动脉综合征在院前急救和急诊科早期治疗具有重要性。因此，1999～2006 年美国心脏病学会、美国心脏协会、欧洲心脏病学会（European Society of Cardiology，ESC）制定了多版急性冠脉综合征治疗指南、急性心肌梗死处理指南，这些指南中均建议对急性冠脉综合征患者实施早期治疗，目标是减少梗死心肌的坏死量、维持左室功能、防治心衰；防治主要心血管事件的发生：包括致死性、非致死性心梗及急性血运重建；预防治疗急性、危险的并发症（主要包括室颤、室速、症状性心动过缓、血流动力学不稳定性心动过速）。其中对急性冠脉综合征实施早期、正确的院前急救及急诊处理是降低死亡率的关键。

一、紧急评估、紧急处理

1. 紧急评估有无危及生命的情况　采用“ABBCS 方法”快速评估，利用 5～20 秒快速判断患者有无危及生命的最紧急情况：

A. 气道是否通畅

B. 是否有呼吸

B. 是否有体表可见大量出血

C. 是否有脉搏

S. 神志是否清醒

急性心肌梗死患者发生心跳骤停的几率高。无论在现场或是医院，均应该将紧急评估、早期识别放在第一位。

2. 如果有上述危及生命的紧急情况应迅速解除。

二、次级评估与救治

1. 快速评估（<10 分钟）　对于怀疑缺血性胸痛患者应该在十分钟内进行下述快速检查和评估。

（1）简洁而有目的的询问重点病史和体格检查，了解有无暗示缺血性胸部不适的病史和症状，注意包括急性心肌梗死溶栓治疗的适应证及禁忌证；

(2) 迅速完成12导联心电图，通过心电图可将患者分为四类：①出现病理性Q波；②ST段抬高；③ST段压低(≥1mV)；④心电图无变化。

(3) 对STEMI须判断有无溶栓禁忌证并按表7-1完成的溶栓清单评估，通过该表的患者可以考虑进行院前溶栓治疗。

(4) 检查心肌标志物水平、电解质和凝血功能。必要时床边X线检查。

表7-1 STEMI溶栓治疗前评估检查列表

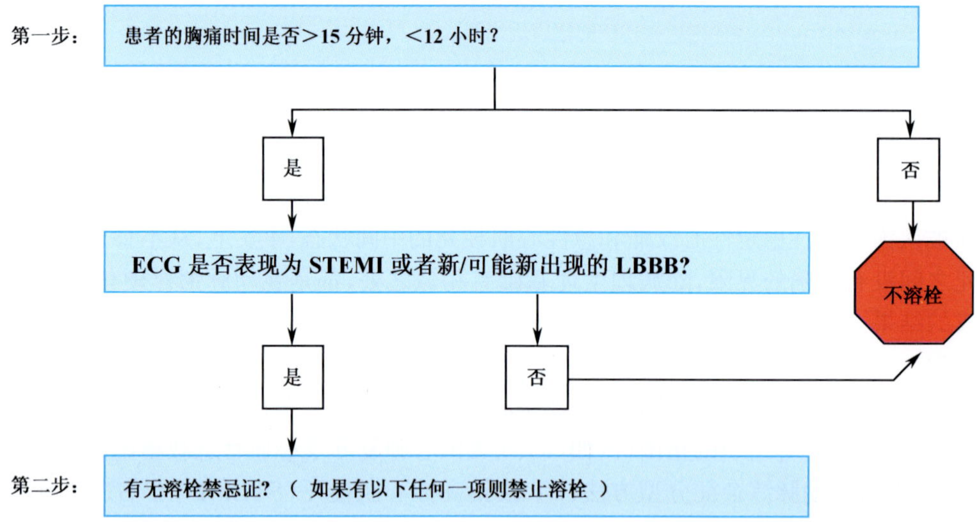

● 收缩压>180mmHg	是__	否__
● 舒张压>110mmHg	是__	否__
● 左右臂收缩压差>15mmHg	是__	否__
● 既往有缺血性卒中史	是__	否__
● 近3个月内有明显的闭合性头部/脸部外伤史	是__	否__
● 近6周内有严重外伤、手术(眼激光手术)、胃/十二指肠出血史	是__	否__
● 出凝血障碍或贫血者	是__	否__
● CPR>10分钟	是__	否__
● 孕妇	是__	否__
● 严重系统疾病(如：晚期或终末期癌症患者，严重肝肾疾病者)	是__	否__
第三步：是否为高危患者？(如有以下任何一项则不溶栓，转运至介入治疗中心)		
● 心率大于或等于100次/分和收缩压<100mmHg	是__	否__
● 肺水肿(听诊有肺部啰音)	是__	否__
● 休克征象(肢体湿冷)	是__	否__
● 有溶栓禁忌证	是__	否__

2. 严密观察病情

(1) 停止活动，绝对卧床休息，拒探视。

(2) 氧气4L/min，力争维持动脉氧饱和度≥95%。

(3) 建立大静脉通道。

(4) 进一步监护心电、血压、脉搏和呼吸。

3. 紧急处理

(1) 阿司匹林 160～325mg 嚼服，继以 75～160mg，1 次/日。与氯吡格雷合用时减量为 75～100mg，1 次/日。

(2) 硝酸甘油 0.4～0.5mg 舌下含服，无效 5～10 分钟重复一次，连续 3 次。仍然无效则静脉滴注，速度 5～20μg/min。可缓解血管痉挛，有抗缺血及降血压的效果。

(3) 胸痛不能缓解则予吗啡 2～4mg 静注，必要时重复，提供足够的止痛。总量不宜超过 15mg。吗啡具有扩张静脉的作用，可降低心脏前负荷和心脏氧耗，一旦出现低血压可通过抬高下肢或补液来改善。

目前虽然对是否实施院前溶栓及溶栓时机的选择仍有争议，对 STEMI 且无溶栓禁忌证(通过表 7-1)的患者进行院前溶栓治疗可以缩短溶栓时间和降低死亡率。

三、临床表现与进一步评估、救治

目标是进行必要的评估、判断再灌注治疗的可能性并为之进行准备，监护，继续进行 MONA 方案等常规处理。

回顾初次 12 导联心电图，鉴别 ACS 类型：

(1) ST 段抬高或新出现和可能新出现的左房室束支传导阻滞(LBBB)，高度可疑的心肌损伤：ST 段抬高型心急梗死(STEMI)。

(2) ST 段压低或 T 波倒置，高度可疑的心肌缺血：高危不稳定心绞痛/非 ST 段抬高型心肌梗死(UA/NSTEMI)。

(3) ST 段或 T 波正常或非中断性改变：中低危不稳定心绞痛。

根据 ACS 类型进行再灌注和辅助治疗，对不稳定心绞痛/非 ST 段抬高型心肌梗死进行危险分层、监护，判断和确定患者发展趋势。

(一) ST 段抬高型心急梗死(STEMI)

1. 根据禁忌证调整治疗并不延迟心肌再灌注

(1) β-受体阻滞剂：除非有禁忌证，应给所有 ACS 患者服用 β-受体阻滞剂口服制剂。可选择阿替洛尔、美托洛尔、普萘洛尔、索他洛尔。

(2) 氯吡格雷：是新一代不可逆 ADP 受体拮抗剂。目前，冠脉综合征治疗重要进展是抗血小板治疗，基本治疗药物是阿司匹林，同时推荐应用氯吡格雷治疗。首次剂量为 300mg，之后改为 75mg/d，一次顿服。

(3) 肝素(普通肝素/低分子肝素)：应在使用阿司匹林和/或氯吡格雷抗血小板治疗基础上皮下注射低分子肝素或静脉注射普通肝素抗凝治疗；无肾衰和除非 24 小时内行冠脉搭桥术(CABG)，非 ST 段抬高冠脉综合征患者使用低分子肝素抗凝比普通肝素更好。肝素静脉注射负荷剂量为 5 000U，继以 1 000U/h 静滴，根据每 6 小时检查的 aPTT 调整剂量，2～3 天后改为皮下注射。低分子肝素根据不同品种(达肝素、那曲肝素、依诺肝素)选择剂量，每日皮下注射 1～2 次。

2. 再灌注治疗　胸痛发作≤12 小时、无溶栓禁忌证者。

(1) 再灌注策略：根据患者情况和中心标准制定治疗方案。

(2) 再灌注目标：

—入院至溶栓剂针注射入血管(溶栓)时间为≤30 分钟

—入院至球囊扩张(PCI)时间为≤90 分钟

3. 持续辅助治疗

(1) 胸痛发作 24 小时内应用 ACEI/ARB：血管紧张素转化酶抑制剂(ACEI)能早期改善心肌梗死患者的存活率，降低死亡率。ACEI 使用的剂量和时限应视患者情况而定，一般来说，AMI 早期 ACEI 应从低剂量开始逐渐增加剂量。

(2) HMG-CoA 还原酶抑制剂(他汀类)：该类药物能显著降低非致命性心肌梗死及其主要心血管事件的发

生率。胆固醇治疗目标定为2.6mmol/L(100mg/dl)，强调应根据冠心病的危险程度综合控制各种危险因素。

（二）高危不稳定心绞痛/非ST段抬高型心肌梗死（UA/NSTEMI）

1. 根据禁忌证调整治疗

（1）硝酸甘油：急性心肌梗死患者出现胸痛和缺血是应用硝酸甘油的指征，但要除外右室梗死患者。静脉滴注硝酸甘油应从低剂量开始，即10～20μg/min，可酌情逐渐增加剂量，每5～10分钟增加5～10μg，直至症状控制、血压正常者动脉收缩压降低10mmHg或高血压患者动脉收缩压降低30mmHg为有效治疗剂量。在静脉滴注过程中如果出现明显心率加快或收缩压≤90mmHg，应减慢滴注速度或暂停使用。静脉滴注硝酸甘油的最高剂量以不超过200μg/min为宜，过高剂量可增加低血压的危险，对AMI患者同样是不利的。硝酸甘油持续静脉滴注的时限为24～48小时。

（2）β-受体阻滞剂。

（3）氯吡格雷。

（4）肝素（普通肝素/低分子肝素）。

（5）GP Ⅱb/Ⅲa拮抗剂：阻断纤维蛋白原与GPⅡb/Ⅲa受体的结合，是现今理论上最强的抗血小板聚集的药物，可用于非ST段抬高心肌梗死；没有出血禁忌证、有危险因素和/或顽固性的心肌缺血的患者。目前主要可以选择的是阿昔单抗、替罗非班、依替非特。

2. 收住监护病床，进行危险分层（表7-2）：胸痛发作<12小时

表7-2 高度或中危怀疑缺血性胸痛患者短期致死性或非致死性的危险性

	高 危	中 危	低 危
	如果病人具备以下任何一项为高危：	如果病人具备以下任何一项为中危：	如果没有高和中危特征，而具备以下任何一项为低危：
病史	● 初始48小时内心肌缺血症状明显加剧	● 先前发生MI或 ● 外周动脉疾病或 ● 脑血管病或 ● CABG史，服用阿司匹林史	
疼痛特征	● 长时间，静息下疼痛持续（>20分钟）	● 已缓解的长时间静息痛（>20分钟）（中、高度CAD可能性） ● 静息痛（<20分钟）在休息后或含服硝酸甘油后缓解	● 近2周内新发生的功能性心绞痛（Ⅲ或Ⅳ类）且无长时间静息痛（非中高度CAD可能性）
体格检查	● 心肌缺血导致的肺水肿 ● 新出现或加重的二尖瓣反流杂音 ● 高血压、心动过缓、心动过速 ● S3奔马律，新出现的或加重的肺部啰音 ● 年龄>75岁	● 年龄>70岁	
ECG	● 静息心绞痛伴ST段一过性偏离基线（≥0.5mm） ● 新出现或可能新出现束支阻滞 ● 持续性VT	● T波倒置（≥2mm） ● 非新出现的病理性Q波或T波	● 胸部不适发作时ECG正常或无变化
心肌标志物	● TnT或TnI升高 ● CK－MB升高	以上任何一项 + ● 正常	● 正常

3. 高危患者（按表7-2进行危险分层）

（1）顽固性缺血性胸痛。

（2）反复/持续ST段改变。

(3) 室性心动过速。

(4) 血流动力学不稳定。

(5) 泵衰竭征象。

(6) 针对 AMI48 小时内休克者采取早期介入策略,包括导管术和血运重建。

(三) 中低危不稳定心绞痛(UA)

1. 如果进展为高中危 UA 或肌钙蛋白阳性,按照高危不稳定心绞痛(UA/NSTEMI)处理。

2. 收住胸痛病房/ED 监护病床

(1) 连续心肌标志物检测。

(2) 反复查心电图/持续 ST 段监护。

(3) 精神应激评估。

3. 如果没有心梗或心肌缺血的证据则允许出院。

色块含义说明

- 紧急评估
- 抢救措施
- 评估和判断
- 一般性处理
- 注释说明

休克抢救流程（Shock）

1 血压：收缩压＜80mmHg和(或)脉压差＜30mmHg及伴随急性微循环功能不全

2 紧急评估

A：有无气道阻塞

B：有无呼吸，呼吸的频率和程度

B：有无体表可见大量出血

C：有无脉搏，循环是否充分

S：神志是否清楚

气道阻塞 →
- 清除气道血块和异物，保持气道通畅：大管径管吸痰

呼吸异常 →
- 气管切开或者插管

无循环、无神志 → 心肺复苏

3 次紧急评估：休克情况评估

（血压、心率、意识、脱水程度和尿量等）

4 轻度血压降低

- 适当调整补充血容量、观察
- 病因治疗
- 适当考虑缩血管药物

5

- 卧床休息，头低位；血压稳定前禁止搬运患者
- 开放并保持气道通畅，必要时气管插管
- 建立大静脉通道、紧急配血备血
- 大流量吸氧，保持血氧饱和度95%以上
- 监护心电、血压、脉搏和呼吸
- 留置尿管、计每小时出入量(特别是尿量)，必要时中心静脉置管测中心静脉压(CVP)
- 镇静：地西泮5～10mg或劳拉西泮1～2mg肌注或者静注
- 如果有明显体表出血，尽早外科止血：以直接压迫、结扎为主

6 休克类型评估

7 容量异常

8 心输出量异常(泵异常)

9

- 初步容量复苏(双通路输液)：快速输注20～40ml/kg等渗晶体液（如林格液或生理盐水）及胶体液（如低分子右旋糖酐或羟基淀粉）100～200ml/5～10min
- 输血、病因治疗

10

- 稳定血流动力学状态，静脉输入晶体液，维持平均动脉压＞70mmHg
- 镇静、纠正心律失常、电解质紊乱
- 如血压允许予硝酸甘油5mg/h,如血压低予正性肌力药物

11

- 经适当容量复苏后仍持续低血压则给予血管加压药：

收缩压＜70mmHg伴休克征象	去甲肾上腺素0.5～30μg /min IV
收缩压70～100mmHg伴休克征象	多巴胺2.5～20μg /(kg·min) IV
收缩压70～100mmHg不伴休克征象	多巴酚丁胺2～20μg /(kg·min) IV

12

- 加强气道管理和保持内环境稳定
- 努力稳定血流动力学状态：每5～10分钟快速输注晶体液500ml(儿童20ml/kg)，共4～6L(儿童60ml/kg)，如血红蛋白＜70~100g/L考虑输血
- 血管加压和正性肌力药：多巴胺5～20μg /(kg·min)，血压仍低则用去甲肾上腺素8～12μg静脉注射，继以2～4μg/min静滴。维持平均动脉压60mmHg以上和正常心功能
- 清除感染源：感染导管、脓肿清除引流
- 对感染性休克尽早经验性使用强效抗生素
- 纠正酸中毒
- DIC(弥漫性血管内凝血)：新鲜冰冻血浆15～20ml/kg，维持凝血时间在正常的1.5～2倍，输血小板维持其在50～100×10^9/L
- 糖皮质激素：可疑肾上腺皮质功能不全者，琥珀酸钠氢化可的松100mg静滴

第八章

休克抢救流程

(Shock)

休克通常是由多种原因导致的急性微循环功能不全的综合征。目前认为休克也是MODS的组成部分。有效的组织灌注减少达到广泛的严重程度，可以导致可逆性细胞损伤，产生休克；若低灌注持久而未被纠正，最终必导致不可逆性细胞损伤。组织灌注不足与缺氧是休克的要害问题。休克分类目前没有统一，传统分类为低血容量休克、感染性休克、心源性休克、过敏性休克和神经性休克等。本书采用的分类方法更适用于急诊急救的紧急情况。

休克的临床特征是迅速发生的精神呆滞或者烦躁不安、体力软弱、四肢发冷、皮肤潮湿而苍白或者轻度发绀、脉细软而快速、血压下降(收缩压<80mmHg或者10.7kPa)，若不及时抢救可危及生命。

一、紧急评估、紧急处理

1. 紧急评估有无危及生命的情况　采用“ABBCS方法”快速评估，利用5～20秒快速判断患者有无危及生命的最紧急情况：

A. 气道是否通畅

B. 是否有呼吸

B. 是否有体表可见大量出血

C. 是否有脉搏

S. 神志是否清醒

2. 如果有上述危及生命的紧急情况应迅速解除　包括开放气道、保持气道通畅、心肺复苏、立即对外表能控制的大出血进行止血等。

二、次级评估与救治

1. 初步怀疑休克的表现及休克情况评估　根据血压、心率、意识、脱水程度和尿量等。

2. 休克的紧急救治

(1) 卧床休息，头低位，严格限制探视。

(2) 血压稳定前禁止搬运患者。

(3) 开放并保持气道通畅，必要时气管插管。

(4) 建立大静脉通道，既可选用大的周围静脉也可选用中心静脉，二者同样有效。建立静脉通道困难时，可考虑采用骨内通道，特别是紧急情况下骨内通道更为适用。要求采用大号输液针进行补液，以保证补液速度。可能需要紧急配血、备血，一般备血200～1 000ml。

(5) 大流量吸氧，保持血氧饱和度95%以上。

(6) 监护心电、血压、脉搏和呼吸。

(7) 留置尿管、计每小时出入量(特别是尿量)，必要时中心静脉置管测中心静脉压(CVP)。

(8) 镇静：地西泮5～10mg或劳拉西泮1～2mg肌注或者静注。

(9) 如果有明显体表出血，尽早外科止血：以直接压迫、结扎为主。

3. 扩充血容量　纠正脉速、脉压窄、血压低是休克治疗的基本目标，目的是纠正显性失代偿性休克。迅速恢复血容量是最有效和基本的方法。它涉及两个方面：制止血容量继续丢失；补充已经丢失的血容量。

无论何种原因引起的休克，都存在绝对或相对容量不足，需要尽快补充血容量。包括心源性休克在内的各种休克的首要治疗是扩容。有人将扩容称为“容量复苏”。

一旦临床诊断休克，应尽快进行积极的液体复苏，6 小时内达到复苏目标：中心静脉压(CVP)8～12cmH_2O；平均动脉压≥65mmHg；尿量≥0.5ml/(kg·h)；中心静脉或混合静脉血氧饱和度($ScvO_2$或 SvO_2)≥0.70。

若液体复苏后 CVP 达 8～12cmH_2O，而 $ScvO_2$或 SvO_2仍未达到 0.70，需输注浓缩红细胞使血细胞比容达到 0.30 以上和(或)输注多巴酚丁胺[最大剂量至 20μg/(kg·min)]以达到上述复苏目标。

(1) 液体类型：开始扩容应选用晶体还是胶体液尚有争论。大规模 Meta 分析结果发现休克/低血压时先采用胶体液复苏可增加死亡率。目前趋于开始扩容时首先选用等张晶体液，具有扩张细胞外液、维持有效循环、降低血黏滞度、改善微循环的作用，还可使内源性乳酸生成减少，预防、纠正酸中毒。但选择何种晶体液依然没有结论，如没有平衡盐液，可选用生理盐水，但不能大量输注生理盐水否则导致高氯酸中毒。用胶体液复苏虽然没有增加患者存活率，但可使肺水肿发生减少，对老年患者更为有利，胶体液中右旋糖酐对出血、创伤等原因所致休克效果很好；人血白蛋白可长时间保留在血管内，可迅速扩容，维持心搏出量，在抢救急性创伤性、出血性休克等重危患者时效果显著；输血可以提高血液携带氧能力，单独输入大量晶体液可能稀释红细胞、血小板、凝血因子，造成凝血障碍，因而，当输入晶体液量较大或出血较多时应考虑输血；高渗盐水复苏对合并颅脑损伤的低容量性休克更有益，但没有确切证据证明它对单纯的失血性休克优于乳酸林格液。

(2) 复苏时机：关于院前救护时复苏时机问题已经困惑几十年，欧美学者对休克复苏时机进行了大量深入研究，并提出了与传统迥然不同的做法。主要内容：由在事故现场复苏后再转运(load and go)变为不复苏立即转运(stay and play)。

现场复苏存在以下严重问题：因建立输液通路和实施液体复苏，现场耗时过多而延误关键性的治疗，如手术止血；在没有充分外科止血能力的情况下，提升血压可能造成已经停止的出血再出血；在持续出血的情况下，即使静脉快速补液能够维持血管内容量，但严重的血液稀释所造成的氧输送严重不足将直接威胁重要的生命器官。“不复苏，立即转运”已渐被欧美国家所接受。但是我国的院前救护系统欠完善，患者转运时间长，如果长时间不复苏势必导致细胞不可逆性坏死。因此，可以不在现场容量复苏，但在转运途中开始进行扩容复苏步骤并维持必要的平均脉压或组织灌注压。另外，“不复苏，立即转运”对烧伤、严重创伤病例未必适用。

(3) 液体量与输液速度：容量复苏速度要快，补充的量要足够，尽快地纠正这种低容量状态，但具体的补液量及速度取决于患者血流动力学状况，需持续血流动力学监测。迅速恢复容量比苛求液体种类更重要。休克导致全身体液重新分布，复苏是其逆过程。因此，输注的液体并非完全能够作为血容量保存在血管内，有相当量的复苏液渗出成为血管外液，渗出多少取决于休克的严重程度和血管通透性。液体量不能拘泥于失血评估量。应遵循“需要多少，给多少”的原则。对于容量异常型休克，初步容量复苏时可以给予 20～40ml/kg 的等渗晶体液(如林格液或生理盐水)及 100～200ml 胶体液(如低分子右旋糖酐或羟基淀粉)快速输注，持续时间 5～10 分钟。

(4) 输血与止血：容量异常型休克扩容后可以出现 3 种情况，其意义及对策：

1) 心率下降、血压可见回升、其他休克征象也有改善；停止或减慢输液仍能够保持这种循环改善的状态，且出血已经基本停止。通常不需要立即输血，也不必进行外科止血，但需要外科医生会诊决定。

2) 患者上述休克征象改善，但停止或减慢输液后不能保持，并且有活动性出血存在。不但需要输血，而且需要外科止血。

3) 患者对容量复苏几乎没有反应，且有严重的活动出血。必须立即输血及紧急手术止血。

血红蛋白 70g/L 以上者，可以暂不输血。低容量性休克的首要措施是补充血容量，纠正组织低灌注。组织氧债持久不被纠正，对预后有决定性影响。在充分扩容的基础上，有限的血液稀释是允许的。一旦组织低灌注纠正，同时无严重冠心病、急性出血或乳酸酸中毒等，若血红蛋白＜70g/L 时，应输注红细胞悬液，使血红蛋白浓度达到 70～90g/L。

(5) 复温问题：低温对容量复苏能产生抵抗。对来自寒冷环境中的病人应该同时把复温作为复苏措施。应避免大量输入低温液体，复温毯应该成为急诊科和 ICU 的常规装备。

临床观察发现肢体花斑，神志异常改变等。监测：心率、血压、脉压；尿量也是个很好的观察指标。要警惕可能出现患者实际血压很低，而无创血压仍显示“正常”的假象。血流动力学监测在老年、疑有心肺损伤或对液体复苏反应不佳的患者应及时使用，不贻误时机。

(6) 氧输送与保证外周组织氧需求：保证足够的氧输送(delivery of oxygen)包括有两个内容：使全身氧输送与氧需求相匹配，需要借助血流动力学监测；使内脏器官氧输送与氧需求相匹配。目的是纠正隐性代偿性休克。

目前临床上评估内脏器官氧合状态和指导隐性代偿性休克复苏的主要方法是用二氧化碳张力计(tonometry)测量 pHi。满意的复苏应该使 pHi> 7.320。根据近年来前瞻性临床资料分析结果，不再支持应用 pHi 值指导输液复苏治疗。近年有学者提倡用黏膜-动脉二氧化碳分压(pCO_2)梯度取代 pHi，但实际上二者的意义是有区别的。前者结合了 HCO_3^- 参数，对于评估预后更准确，后者只是纯粹反映局部器官灌注情况。正常黏膜-动脉 pCO_2 梯度约 8mmHg，梯度扩大提示内脏器官低灌注，但临床应该干预的阈值是多少迄今尚无定论。

保证外周组织的氧摄取和氧利用(extraction of oxygen)是较高的复苏要求，更深刻地体现了复苏的本质。若经充分扩容氧输送提高到合适水平，但细胞缺氧不能被解除，氧耗不能相应提高，提示细胞摄取氧的能力发生障碍导致器官功能损伤。目前相关治疗的手段和疗效并不如人意，是休克治疗学亟待解决的问题。

4. 血管加压药　如患者对液体复苏反应不好，或有大量补液的禁忌，应给予血管活性药物。液体复苏完成前，要早期使用血管活性药物，以提高心脏指数，恢复血氧饱和度，避免动脉血压长时间过低所致循环衰竭。尤其是伴有心脑血管疾患的老年患者，更应警惕由于循环衰竭引起心脏骤停的发生，应快速提高平均动脉压(MAP)至 70mmHg 或收缩压至 90mmHg。血管活性药物选择的基本方法见表 8-1。

表 8-1　血管活性药物选择基本方法

血　压	休克征象	首选药物	剂量和方法
收缩压<70mmHg	伴休克征象	去甲肾上腺素	0.5～30μg /min，IV
收缩压 70～100mmHg	伴休克征象	多巴胺	2.5～20μg /(kg·min)，IV
收缩压 70～100mmHg	不伴休克征象	多巴酚丁胺	2～20μg /(kg·min)，IV

应用血管活性药物是感染性休克重要的循环支持手段。近年来，随着对感染性休克发病机制和病理生理变化的进一步深刻认识，对血管活性药物的应用和疗效也不断进行重新评价，传统观点发生变化。更新观念，采用新的血管活性药物应用指南显得很有必要。

(1) 血管活性药物的应用目的：理想的血管活性药物应符合：迅速提高血压，改善心脏和脑血流灌注；改善肾脏和肠道等内脏器官血流灌注。提高血压是感染性休克应用血管活性药物的首要目标。灌注减少是休克的主要病理生理特点，也是最终导致 MODS 的主要原因。改善内脏器官灌注，纠正组织缺血，是休克复苏和血管活性药物应用的根本目标。休克中常用的血管活性药物见表 8-2。

表 8-2　休克中常用的血管活性药物

	药物剂量	心脏刺激	缩血管	扩血管	多巴胺受体
多巴胺	1～10μg/(kg·min)	+++	+	++	+++
	10～20μg/(kg·min)	+++	+++	+	—
多巴酚丁胺	2～20μg/(kg·min)	++++	+	++	—
去甲肾上腺素	2～200μg/min	+	++++	—	—
肾上腺素	0.05～2μg/kg·min	++++	++++	++	—
去氧肾上腺素	20～200μg/min	—	++++	—	—

(2) 血管活性药物与肾脏功能(表 8-3):

1) 多巴胺:小剂量多巴胺有选择性扩张肾血管和增加尿量作用,被称为肾脏剂量多巴胺。但是肾脏剂量多巴胺的肾血管效应具有剂量依赖性,一过性增加 CCr,并有导致利尿和排钠效应。小剂量多巴胺难以发挥肾脏保护作用,不应常规应用于危重病患者。

2) 多巴酚丁胺:β-受体激动剂,具有增加心肌收缩力、提高心排出量的作用,常应用于心功能降低患者,在感染性休克中很少单独应用。多巴酚丁胺对肾脏的保护作用常被忽视。应用多巴酚丁胺后,休克患者血压和心排出量明显增加,尿量和尿钠排泄分数无明显增加,但肾脏灌注改善,肾小球滤过率提高,CCr 明显增加。可见,多巴酚丁胺明显优于多巴胺。

3) 肾上腺素:强大的 α 受体和 β 受体激动剂。研究证明肾上腺素可增加严重感染动物和患者的全身氧输送,也增加肾血流量,但同时降低肾小球滤过率,加重肾脏损害。与多巴胺联合应用,CCr 降低更为显著。

4) 去甲肾上腺素:以往认为,去甲肾上腺素可引起严重的肾血管痉挛,导致急性肾衰竭。实际上,目前尚无去甲肾上腺素导致急性肾衰竭的临床研究报道。近年来证实,去甲肾上腺素可迅速改善感染性休克患者血流动力学状态,显著增加尿量和 CCr,改善肾脏功能。联合应用小剂量多巴胺并不能进一步增加肾血流量,也不能改善肾功能,仅表现为多巴胺的利尿作用。当然,血容量不足时,应用去甲肾上腺素是危险的,可引起或加重肾损害。

表 8-3 血管活性药物对肾脏灌注和肾脏功能的影响

	肾脏血流量	尿 量	尿钠排泄量	肌酐清除率
多巴胺	—	增加	增加	—
多巴酚丁胺	增加	—	—	增加
肾上腺素	增加	—	—	降低
去甲肾上腺素	—	增加	—	增加
去甲肾上腺素+多巴胺	—	增加	增加	—

(3) 血管活性药物与肠道等内脏器官功能:肠道缺血缺氧参与 MODS 的发生和发展,使肠道成为 MODS 的启动器官,因此,改善肠道血流灌注是感染性休克治疗的重要方向。

胃肠黏膜 pH 值(pHi)是反映胃肠道缺血缺氧的敏感指标。感染性休克患者应用多巴胺后,虽然平均动脉压、心排出量和氧输送均明显增加,但胃肠道 pHi 明显降低。说明应用多巴胺后,血压升高的同时,肠道缺血缺氧明显加重。可见,尽管多巴胺具有明显的升压和正性肌力效应,显著增加胃肠道血流量,但由于血液在肠壁内分流及肠道氧需增加,加重了肠道缺氧。

1) 肾上腺素:感染性休克的治疗中不应考虑肾上腺素。主要依据包括:①增加全身和胃肠道血流量及氧输送:肾上腺素强大的正性肌力作用,明显增加感染性休克患者心排出量和氧输送,也明显增加肠道血流量和氧输送。②加重全身缺氧:健康志愿者应用肾上腺素后,全身氧耗明显增加,血乳酸水平明显上升。感染性休克患者应用肾上腺素,亦加重组织缺氧。应用肾上腺素 1 小时动脉血乳酸即明显升高,并至少持续 12 小时。提示全身缺氧恶化。肾上腺素是所有儿茶酚胺药物中产热效应最严重的药物,其应用明显增加机体氧耗,这是肾上腺素引起或加重全身缺氧及乳酸酸中毒的重要原因。③加重肠道缺氧:感染性休克患者应用肾上腺素后,肠系膜血流量明显增加,但肠道缺血反而加重。其机制与肾上腺素增加肠道氧需远超过肠道氧输送的增加有关,净效应是肠道氧供需失衡,缺血缺氧加重。④损害肠道屏障:肾上腺素严重损害感染性休克动物肠道屏障功能,损害肠黏膜完整性。Sauter 等观察了肾上腺素对内毒素休克猪肠黏膜 pHi 和黏膜组织结构的影响,结果肾上腺素不仅导致肠道 pHi 明显降低,而且也引起回肠和结肠黏膜损害。

2) 去甲肾上腺素与多巴酚丁胺:一般认为,去甲肾上腺素是强烈的 α 受体兴奋剂,具有强烈缩血管作用,增加心脏后负荷,降低心排出量,同时也导致内脏血管收缩,加重内脏缺血。因此,以往去甲肾上腺素很少用于感染性休克治疗。最近研究结果与传统观念形成鲜明对比,感染性休克患者应用去甲肾上腺素,可明显改善全身血流动力学，改善内脏缺血缺氧，明显优于多巴胺、肾上腺素。单独应用去甲肾上腺素不仅迅速改善感染性休克患者的血流动力学状态，而且能够改善胃肠道等内脏器官缺血。主要表现为：①心排出量并不降低：感染性休克具有外周血管阻力明显降低的特征，应用去甲肾上腺素后，心排出量保持不变甚至增加。心排出量增加可能与去甲肾上腺素兴奋β受体，使心肌收缩力增加，冠状动脉灌注增加有关，也可能与血压升高，间接改善心脏灌注有关。②改善心肌抑制：心功能抑制是感染性休克的重要特征之一，与心脏β受体下调等因素有关。去甲肾上腺素可部分逆转心功能抑制。③增加肠道血流量：研究显示去甲肾上腺素能够改善内毒素引起的外周血管扩张，增加全身和内脏器官氧输送。也有研究显示不增加全身氧输送，但明显改善肠道灌注，显著升高胃肠道 pHi。

去甲肾上腺素与多巴酚丁胺联合应用是治疗感染性休克最理想的血管活性药物。尽管去甲肾上腺素能够迅速改善感染性休克患者的血流动力学状态，改善胃肠道等内脏器官缺血，但去甲肾上腺素强烈的缩血管作用，仍然有可能影响内脏的血流灌注。

联合应用多巴酚丁胺可进一步改善内脏器官灌注。主要机制包括：①多巴酚丁胺能增加全身氧输送，改善肠系膜血流灌注。通过兴奋 β_1 受体增加心排出量和氧输送，改善肠道灌注，而β受体激动则导致血流从肠壁向肠黏膜重新分布，进一步改善肠道缺氧。感染性休克患者的全身氧输送和胃肠道黏膜 pHi 均随多巴酚丁胺剂量增加而升高，呈剂量依赖性关系。②去甲肾上腺素与多巴酚丁胺联合应用可进一步改善肠道缺氧。感染性休克患者联合应用去甲肾上腺素和小剂量多巴酚丁胺[5μg/(kg·min)]后，胃肠道血流量明显增加，增加幅度不仅高于单用去甲肾上腺素，而且也高于肾上腺素。同时因产热效应明显低于肾上腺素，去甲肾上腺素和多巴酚丁胺联合应用也明显降低动脉血乳酸水平，提高胃肠道 pHi。

（4）感染性休克血管活性药物应用原则：

1）应用指征：鉴于前负荷不足是感染性休克常见问题，血容量恢复正常或前负荷基本恢复是应用血管活性药物的前提应用指征：①充分液体复苏，中心静脉压达到 8～12mmHg 或肺动脉楔压达到 15mmHg，但平均动脉压仍＜60mmHg。②尽管积极液体复苏，血容量难以迅速恢复，平均动脉压＜60mmHg。③虽然血压正常，但仍存在内脏器官缺氧。

2）药物选择和剂量：首选去甲肾上腺素（2～200μg/min）；内脏灌注明显不足或心排出量降低者，联合应用去甲肾上腺素与多巴酚丁胺[2～20μg/(kg·min)]；血压正常，但内脏灌注不足的患者，可用多巴酚丁胺。慎重选用多巴胺和肾上腺素。

对经过充分液体复苏，并应用大剂量常规升压药，血压仍不能纠正的难治性休克患者，可应用血管加压素，但不推荐将其代替去甲肾上腺素和多巴胺等一线药物。成人使用剂量为 0.01～0.04U/min。

3）治疗目标：循环稳定是应用血管活性药物的初级目标，使动脉收缩压＞120mmHg，心率＜90/min，尿量＞60ml/h；纠正全身氧代谢紊乱是中级目标，使动脉血 pH＞7.35，乳酸正常；高级目标是改善内脏缺氧，使胃粘膜 pHi＞7.35。应用血管活性药物最终目标是防止 MODS，降低感染性休克病死率。

5. 正性肌力药　氨力农和米力农为磷酸二酯酶抑制剂，具有正性肌力作用和扩血管特性，可用于难治性严重心源性休克，特别是利尿药、普通血管扩张剂、强心剂无效时。最初 2～3 分钟可给予氨力农 0.75mg/kg，随后以每分钟 5～15μg/kg 静脉滴注。米力农先给予一次静脉负荷量，10 分钟内静脉推入 150μg/kg，然后以每分钟 375～750ng/kg 维持静滴 2～3 天，肾功能不全患者需要调整用药剂量。

三、临床表现与进一步评估、救治

把休克治疗局限于输液与血管活性药物等复苏治疗是错误的。即使启动病因能得到正确处理，组织灌注得以及时重建，休克仍伴有较高的病死率。因为各种危重病可以激活多种介质或因子，造成炎症与抗炎症反应失衡，凝血与溶栓机制失衡等。

休克进一步处理涉及的问题更复杂。在休克治疗过程中，既有缺血性损伤，也有再灌注性损伤；既可以导致免疫功能抑制，也可以诱发促炎介质释放；既可以出现凝血物质稀释和缺乏，也可以促使凝血系统活化进而导致血液高凝。休克病人之所以成为发生脓毒症和 MODS 的高危人群，与上述病理变化有密切关系。

休克治疗包括对重要器官功能的支持，可以为病因治疗赢得时间并创造条件，同时避免氧债积累，防止多器官功能障碍综合征。

1. 加强气道管理 急性肺损伤(ALI)和(或)急性呼吸窘迫综合征(ARDS)患者应避免高潮气量和高气道平台压，早期应采用较低的潮气量(如在理想体重下6ml/kg)，使吸气末平台压不超过30cmH_2O。采用小潮气量通气和限制气道平台压力，允许动脉血二氧化碳分压($PaCO_2$)高于正常，即达到允许性高碳酸血症。采用能防止呼气末肺泡塌陷的最低呼气末正压(PEEP)。应用高吸氧浓度(FiO_2)或高气道平台压通气的ARDS患者，若体位改变无明显禁忌证，可采用俯卧位通气。机械通气的患者应采用45°角半卧位，以防止呼吸机相关肺炎的发生。

当患者满足以下条件时，应评估是否可以脱机。其条件包括：清醒；血流动力学稳定(未使用升压药)；无新的潜在严重病变；需要低的通气条件及PEEP；面罩或鼻导管吸氧可达到所需的FiO_2。

2. 努力稳定血流动力学状态 每5～10分钟快速输注晶体液500ml(儿童20ml/kg)，共4～6L(儿童60ml/kg)，如血红蛋白<70～100g/L考虑输血。

3. 血管加压药和正性肌力药 多巴胺5～20μg/(kg·min)，血压仍低则用去甲肾上腺素8～12μg静脉注射，继以2～4μg/min静滴。维持平均动脉压70mmHg以上和正常心功能。

4. 严重心律失常会导致血流动力学障碍，是引起低血压、心源性休克的重要原因，应尽快利用除颤术、各种抗心律失常药物或起搏器对不同心律失常进行处理。

5. 清除感染源 感染导管、脓肿清除引流等。在评估和控制感染灶后，根据患者的具体情况，通过权衡利弊，选择适当的感染控制手段。若感染灶明确(如腹腔内脓肿、胃肠穿孔、胆囊炎或小肠缺血)，应在复苏开始的同时，尽可能控制感染源。

若深静脉导管等血管内有创装置被认为是导致严重感染或感染性休克的感染源时，在建立其他的血管通路后，应立即去除。

6. 抗生素治疗 诊断严重感染后1小时以内，立即给予静脉抗生素治疗。早期经验性抗感染治疗应根据社区或医院微生物流行病学资料，采用覆盖可能致病微生物(细菌或真菌)的广谱抗生素，而且抗生素在感染组织具有良好的组织穿透力。应用抗生素48～72小时后，根据微生物培养结果和临床反应评估疗效，选择目标性的窄谱抗生素治疗。抗生素疗程一般7～10天。若临床判断症状由非感染因素所致，应立即停用抗生素。

7. 保持内环境稳定 纠正酸中毒：pH≥7.15时不推荐应用碳酸氢盐治疗。以往认为，酸中毒可能降低血管内皮对血管活性药物的反应性，研究发现血pH值7.13的严重患者随机给予碳酸氢钠和生理盐水，结果碳酸氢钠组呼气末二氧化碳明显升高，但心脏指数、CVP和肺动脉压等血流动力学参数和全身氧输送、氧耗等氧代谢参数均无明显改变，血管活性药物的使用量亦无明显改变。

控制血糖：严重感染患者早期病情稳定后应维持血糖水平低于8.3mmol/L(150mg/dl)，可通过持续静脉输注胰岛素和葡萄糖来维持血糖水平。早期应每隔30～60分钟测定一次血糖，稳定后每4小时测定一次。严重的脓毒症患者的血糖控制需制订肠内营养方案。

并发急性肾功能衰竭时，持续静脉-静脉血液滤过与间断血液透析治疗效果相同。但对于血流动力学不稳定的全身性感染患者，持续血液滤过能够更好地控制液体平衡。

8. DIC(弥漫性血管内凝血) 新鲜冰冻血浆15～20ml/kg，维持凝血时间在正常的1.5～2倍，输血小板维持其在50～100×10^9/L。

9. 糖皮质激素 糖皮质激素用于治疗严重感染及感染性休克一直存在争论。近年的研究显示，大剂量、短疗程糖皮质激素冲击治疗并不能改善感染性休克的预后，而应激剂量(中小剂量)较长疗程的糖皮质激素治疗感染性休克，有利于休克的逆转，改善器官功能损害，降低病死率。因而，糖皮质激素仅用于有肾上腺功能低下、脑膜炎、AIDS患者或难治性感染性休克。《2007严重感染和感染性休克治疗指南》就糖皮质激素的应用提出推荐性的意见，感染性休克患者不推荐使用大剂量糖皮质激素，对于经足够的液体复苏仍需升压药来维持血压的感染性休克患者，推荐静脉使用糖皮质激素，氢化可的松200～300mg/d，分3～4次或持续给药，持续7天。每日氢化可的松剂量不高于300mg。无休克的全身性感染患者，不推荐应用糖皮质激素。但对于长期服用激素或有内分泌疾病者，可继续应用维持量或给予冲击量。

10. 血液制品的应用　重组活化蛋白C(rhAPC)：对于APACHE评分≥25分、感染导致多器官功能障碍综合征、感染性休克或感染导致的急性呼吸窘迫综合征(ARDS)等高危的严重感染患者，若无严重出血的危险性，推荐早期使用rhAPC。

没有明显出血和有创操作时，没有必要常规输注冰冻新鲜血浆(FFP)以纠正凝血异常。

不推荐应用抗凝血酶治疗严重感染和感染性休克。

血小板计数$<5\times10^9/L$，不论有无明显出血，均应输注血小板悬液；当计数为$(5\sim30)\times10^9/L$，并有明显出血倾向时，应考虑输血小板悬液。外科手术或有创操作通常要求血小板计数$>50\times10^9/L$。

11. 预防并发症

(1) 深静脉血栓(DVT)的预防：严重感染患者应使用小剂量肝素或低分子肝素预防DVT。有肝素使用禁忌证(血小板减少、重度凝血功能障碍、活动性出血、近期脑出血)者，推荐使用物理性的预防措施(弹力袜、间歇压缩装置)。既往有DVT史的严重感染患者，应联合应用抗凝药物和物理性预防措施。

(2) 应激性溃疡的预防：所有严重感染患者都需预防应激性溃疡。可以使用H_2受体阻滞剂、质子泵抑制剂。

急性左心功能衰竭抢救流程

(Acute left ventricular Failure)

色块含义说明

- 紧急评估（绿色）
- 抢救措施（粉色）
- 评估和判断（灰色）
- 一般性处理（蓝色）
- 注释说明（黄色）

1 患者出现周围灌注不足和/或肺水肿征象，考虑急性左心功能衰竭：

- 呼吸困难
- 咳粉红色泡沫痰
- 强迫体位
- 发绀、苍白
- 大汗烦躁
- 少尿
- 皮肤湿冷
- 双肺干湿啰音
- 脉搏细速
- 血压变化
- 意识障碍

2 紧急评估

A：有无气道阻塞

B：有无呼吸，呼吸的频率和程度

B：有无体表可见大量出血

C：有无脉搏，循环是否充分

S：神志是否清楚

- 气道阻塞 → 清除气道异物，保持气道通畅：大管径管吸痰
- 呼吸异常 → 气管切开或者插管
- 呼之无反应、无脉搏 → 心肺复苏

（清除气道异物、气管切开或者插管之后 → 心肺复苏）

无上述情况或经过上述处理解除危及生命的情况 ↓

3

- 取坐位，双腿下垂
- 大流量吸氧，酒精除泡，保持血氧饱和度95%以上
- 建立静脉通道，控制液体入量
- 进一步监护心电、血压、脉搏和呼吸
- 心理安慰和辅导

4 镇静

- 吗啡3～10mg静脉注射或肌肉注射，必要时15分钟后重复

5 利尿剂

- 呋塞米，液体潴留少者20～40mg静推，重度液体潴留者40～100mg静推或5～40mg/h静滴，持续滴注呋噻咪或拖拉噻咪达到靶剂量比单独大剂量应用更有效
- 可加用双氢克脲噻(25～50mg，2次/日)或螺内酯(25～50mg，1次/日)；也加用扩张肾血管药(多巴胺或多巴酚丁胺)。小剂量联合比单独大剂量应用一种药物更有效，并副作用少

扩血管药物　(平均血压＞70mmHg)

- 硝酸甘油，以20μg/min开始，可逐渐加量至200μg/min
- 硝普钠，0.3～5μg/(kg·min)
- 酚妥拉明，0.1mg/min静滴，　每隔10分钟调整，最大可增至1.5～2mg/min

6 正性肌力药物（有外周低灌注的表现或肺水肿者适用，根据平均血压使用）

- 多巴酚丁胺，2～20μg/(kg·min)静滴
- 多巴胺，3～5μg/(kg·min)静滴具有正性肌力作用，过大过小均无效，反而有害
- 米力农，25～75μg/kg，缓慢静脉注射，继以0.375～0.75μg/(kg·min)静脉滴注
- 氨力农，0.25～0.75mg/kg缓慢静脉注射，继以1.25～7.5μg/(kg·min)静脉滴注
- 左西孟坦，12~24μg/kg，缓慢静脉注射，继以0.05～0.2μg/(kg·min)静脉滴注
- 去甲肾上腺素，0.2~1.0μg/(kg·min)静脉滴注
- 肾上腺素，1mg静脉注射，3～5分钟后可重复一次，0.05～0.5μg/(kg·min)静脉滴注

洋地黄（最适于伴有快速心室率的房颤患者发生的左室收缩性心衰）

西地兰，0.2～0.4mg静脉缓推或静脉滴注，2小时后可重复一次

7

- 寻找病因并进行病因治疗
- 侵入性人工机械通气只在上述治疗和/或应用无创正压机械通气无反应时应用
- 有条件下，对难治性心衰或终末期心衰病人给予主动脉内球囊反搏
- 可能会使用除颤或透析

其他可以选择的治疗

- 美托洛尔（5mg静注）、血管紧张素转换酶抑制剂（如依那普利拉2.5mg静脉注射）
- 氨茶碱；β_2受体激动剂（如沙丁胺醇或特布他林气雾剂）
- 纠正代谢性酸中毒（如5%$NaHCO_3$125～250ml静脉滴注）

第九章

急性左心功能衰竭抢救流程

(Acute left ventricular Failure)

国外文献中很难看到“急性左心功能衰竭”的提法，但是国内常用。

急性左心功能衰竭通常是指左心室心肌收缩力突然发生明显减低或者心室负荷加重，导致心脏排血量急剧减少、组织器官灌注不良和急性肺静脉淤血、肺水肿。

一、紧急评估、紧急处理

1. 紧急评估有无危及生命的情况　采用“ABBCS方法”快速评估，利用5～20秒快速判断患者有无危及生命的最紧急情况：

A. 气道是否通畅

B. 是否有呼吸

B. 是否有体表可见大量出血

C. 是否有脉搏

S. 神志是否清醒

2. 如果有上述危及生命的紧急情况应迅速解除　包括开放气道、保持气道通畅、心肺复苏、立即对外表能控制的大出血进行止血等。

二、次级评估与救治

1. 次紧急评估　初步怀疑急性左心功能衰竭的表现：患者突然出现周围灌注不足和/或肺水肿征象，考虑急性左心功能衰竭。

临床表现为突发呼吸困难、不能平卧/只能端坐呼吸、呼吸急促，频繁可达30～40次/分，同时患者有窒息感，面色灰白、口唇发绀、烦躁不安、大汗淋漓、咳嗽、咳粉红色泡沫痰、少尿、皮肤冷湿、双肺干湿啰音、脉搏细速、血压变化。严重者甚至出现呼吸抑制、窒息、神志障碍、休克、猝死等。

2. 严密观察病情

(1) 取坐位，双腿下垂，或者半卧位。严格限制探视。

(2) 大流量吸氧，酒精除泡，保持血氧饱和度95%以上。面罩给氧较鼻导管给氧效果好。

(3) 建立静脉通道，控制液体入量。

(4) 进一步监护心电、血压、脉搏和呼吸。注意记录尿量。

(5) 进行心理安慰和辅导：高度重视该项措施。

3. 紧急处理

(1) 镇静：在治疗的早期阶段，特别是烦躁不安和呼吸困难的患者，是使用吗啡的指征。尽早静脉应用，尤其是对那些伴有焦虑和呼吸困难者。通过强烈镇静而缓解焦虑，减轻患者的不安和自主神经系统活性，减少心脏代谢需求。对于肺水肿患者，因周围血管扩张而减少静脉回流、减轻心室充盈压、减轻肺淤血、增加射血分数，减慢呼吸频率和降低心率。

吗啡：3～10mg 静脉注射或肌肉注射，必要时 15 分钟后重复一次，可以连用 2～3 次。也可以使用二乙酰吗啡（5mg 缓慢静脉注射）或者哌替啶（50～100mg 静脉注射或皮下、肌肉注射）。需要注意的是，吗啡、哌替啶可以皮下或肌肉注射，但是在周围血管收缩显著的病人不能保证全量吸收。

（2）利尿：通过促进水、钠和其他离子的排泄使尿量增加，减低血浆和细胞外液量及体内水钠总量，降低心室充盈压，减轻周围循环淤血和肺水肿。首先静脉给予一个负荷量，随后持续静脉滴注比单独"弹丸"注射更有效。

1）呋塞米：液体潴留少者 20～40mg 静推，重度液体潴留者 40～100mg 静推或 5～40mg/h 静滴，持续滴注呋塞米或拖拉噻咪达到靶剂量比单独大剂量应用更有效。静脉应用袢利尿剂还可使血管舒张、降低右心房压和肺动脉楔压，可降低肺循环阻力。

2）噻嗪类利尿剂（双氢克脲噻 25～50mg，2 次/日）和螺内酯（25～50mg，1 次/日）可以与袢利尿剂联合应用。小剂量联合应用比单独大剂量应用一种药物更有效，并有较少的副作用。

3）袢利尿剂联合应用扩张肾血管药（多巴胺或多巴酚丁胺、硝酸盐）同样能达到治疗效果，且比单纯大剂量应用利尿剂更有效，并副作用少。

一些新型利尿剂正在研究中，包括血管加压素 V2 受体拮抗剂、脑利钠肽和腺苷受体拮抗剂。血管加压素 V2 受体拮抗剂抑制血管加压素对肾集合管的作用，因此增加游离水的清除。利尿作用取决于钠的水平，在低钠时其作用增强。腺苷受体拮抗剂减少近侧肾小管 Na^{+} 和水重吸收而起到利尿作用，但不引起尿钾排泄。

（3）扩血管—减轻心脏前后负荷的药物：松弛血管平滑肌对全身血管舒张引起静脉血容量增加，回心血量减少，心室容积、充盈压和舒张期室壁张力减少（前负荷降低）。舒张靠近心脏的大动脉可降低全身阻力（后负荷降低）和肺动脉阻力。心室半径减少和室壁张力减小可降低心肌耗氧量，通过扩张狭窄的冠脉和减少冠脉阻力，可提高冠脉灌注量，增加心脏供氧量。

1）硝酸甘油：以 10～20μg/min 开始，每隔 5～10 分钟可增加 5～10μg/min，可逐渐加量至 200μg/min 以获得预期的血流动力和临床反应。静脉给药（尤其在给药过快时）可能出现严重低血压、胸部不适、心悸、恶心、呕吐、上腹不适、焦虑、不安、肌肉痉挛、晕厥、出汗等，避免用于严重低血压、低血容量、严重贫血、机械梗阻导致的心衰、因颅脑创伤或出血导致颅内压增高患者。静脉注射期间需严密监测心率和血压，使用硝酸酯类前后 24 小时禁用磷酸二酯酶抑制剂（如氨力农）。在紧急情况下还可以使用硝酸酯类药物的速效口服制剂舌下含化，0.4 或 0.3mg/次，15 分钟内最大剂量 3 次。对于依赖前负荷的右室梗死禁用硝酸盐类药物。

2）硝普钠：0.3～5μg/(kg·min)。以 0.3μg/(kg·min)起始剂量静脉滴注。每 5～10 分钟增加剂量，直到出现预期的血流动力学反应。常用剂量范围：10～200μg/min，最大剂量：300μg/min。注意事项是：不良反应主要由低血压和氰化物过度蓄积引起，可能出现心动过速、出汗、过度换气、心律失常、代谢性酸中毒以及高铁血红蛋白血症及硫氢酸盐蓄积可能导致耳鸣，精神混乱、欣快以及惊厥等不适，减慢滴注速度后可缓解。使用时需要避光，用药期间密切监测血压和酸碱平衡，给药时避免渗漏于血管外。慎用或禁用于肝肾损害、脑供血不足、甲状腺功能低下者。用药 72 小时以上，最好监测血浆氰化物浓度。停药时逐渐减量，以免反跳。

3）酚妥拉明：0.1mg/min 静滴，每隔 10 分钟调整，最大可增至 1.5～2mg/min。现已少用。

（4）强心-正性肌力药物（表 9-1）：有外周血管灌注不足（低血压、肾功能减退）或有肺充血、肺水肿，对最适宜剂量的利尿剂和血管扩张剂无效时，是使用正性肌力药物的指征。正性肌力药物有潜在的危害性，因为它增加氧的需求和钙负荷，故应小心根据平均血压使用。

表 9-1 正性肌力药物的应用

	静脉推注	静脉滴注
多巴酚丁胺	无	2～20μg/(kg·min)(β+)
多巴胺	无	<3μg/(kg·min)：肾脏效应 3～5μg/(kg·min)：正性肌力(β+) >5μg/(kg·min)：血管加压(α+)
米力农	25～75μg/kg，>10～20min	0.375～0.75μg/(kg·min)

续表

	静脉推注	静脉滴注
氨力农	0.25～0.75mg/kg	1.25～7.5μg/(kg·min)
左西孟坦	12～24μg/kg，>10min	0.1μg/(kg·min)，可减少至 0.05 或增至 0.2μg/(kg·min)
去甲肾上腺素	无	0.2～1.0μg/(kg·min)
肾上腺素	在复苏时 1mg，iv，3～5min 后重复，气管内给药无益	0.05～0.5μg/(kg·min)

1）多巴酚丁胺：2～20μg/(kg·min)静滴。注意，在小剂量时多巴酚丁胺引起缓和的血管扩张，导致后负荷下降而使每搏输出量增加，大剂量多巴酚丁胺则导致血管收缩。可能出现剂量相关的心率、血压增高，异位心律失常、心绞痛、胸痛或心悸，甚至室性心动过速，出现上述情况时需减量。严重心脏流出道梗阻者禁用，急性心梗和心源性休克合并严重低血压的患者慎用。用药 72 小时后可出现耐受，如需继续用药需增大剂量。

2）多巴胺：3～5μg/(kg·min)静滴具有正性肌力作用，过大过小均无效，反而有害。起始剂量 2～3μg/(kg·min)，静滴。根据心率、血压、尿量、周围灌注、异位心搏等，每 10～30 分钟增加 1～4μg/(kg·min)，其血流动力学作用与剂量成比例，可以增加至 20μg/(kg·min)。重症患者的起始剂量可为 5μg/(kg·min)，每次增加 5～10μg/(kg·min)。如可能，监测中性静脉压或肺毛细血管楔压、心输出量。继发于心梗的休克、既往有外周动脉闭塞疾病史而肢体缺血危险性增加的患者慎用。

注意多巴胺的特殊量效关系：低剂量：<2μg/(kg·min)，可增加肾血流量和尿量。中等剂量：2～10μg/(kg·min)，可增强心肌收缩力。较大剂量：10～15μg/(kg·min)，导致小动脉收缩。大剂量：>20μg/(kg·min)，广泛性血管收缩。最大剂量：50μg/(kg·min)。

3）米力农：25～75μg/kg，缓慢静脉注射，继以 0.375～0.75μg/(kg·min)静脉滴注。最大剂量为 1.13mg/(kg·d)。可能出现低血压、心律失常、头痛、恶心、发热、胸痛以及过敏反应。也可能出现剂量依赖性的血小板减少。长期使用可导致肝毒性。用药期间监测血压、心率、血小板计数以及肝功能，注意维持水电解质平衡。严重阻塞性主动脉和肺动脉瓣疾病，肥厚性心肌病、房颤或房扑患者慎用或禁用。

4）氨力农：0.25～0.75mg/kg 缓慢静脉注射，继以 1.25～7.5μg/(kg·min)静脉滴注。最大剂量为 10mg/(kg·d)。

5）左西孟坦：12～24μg/kg，缓慢静脉注射，继以 0.05～0.2μg/(kg·min)静脉滴注。最大剂量 0.4～0.6μg/(kg·min)。用药前先纠正血钾异常和低血容量状态，给药后需要注意检测血钾变化。

6）去甲肾上腺素：去甲肾上腺素是一种儿茶酚胺，与 α 受体亲和力高，通常用于增加全身血管阻力。去甲肾上腺素诱发的心率增快比肾上腺素轻，其剂量与肾上腺素相同。去甲肾上腺素常与多巴酚丁胺联合使用以改善血流动力学。去甲肾上腺素能改善终末器官的灌注。0.2～1.0μg/(kg·min)静脉滴注。

7）肾上腺素：与 β_1、β_2 和 α 受体亲和力高，当多巴酚丁胺无效且血压仍低时，可用肾上腺素 0.05～0.5μg/(kg·min)静脉滴注，使用肾上腺素需要直接监测动脉压和监测血流动力学的反应。1mg 静脉注射，3～5分钟后可重复一次，0.05～0.5μg/(kg·min)静脉滴注。

(5) 洋地黄：西地兰 0.2～0.4mg 静脉缓推或静脉滴注，2 小时后可重复一次，过去临床常用。在左心衰时强心苷使心输出量轻度增加和降低充盈压。此外，对心肌梗死和急性心衰病人，洋地黄是危及生命的致心律失常事件的因素，因此建议强心苷不用于急性左心衰，尤其是心肌梗死后。现认为最好适应证是快速心室率房颤等心动过速诱发的心力衰竭。常规推荐治疗剂量下，患者耐受性好；当过量或中毒时可出现胃肠道、中枢神经系统反应和视觉异常、心衰加重、心律失常（期前收缩、折返性心律失常和传导阻滞）等。低血钾、低血镁、高血钙和甲状腺功能减退时可能影响其疗效，容易发生中毒反应。

三、临床表现与进一步评估、救治

1. 对于病情改善不明显者需要实时调整治疗方案，包括增加药物剂量、换用药物和考虑联合药物治疗。

2. 寻找病因并进行病因治疗。心肌缺血、心肌梗死、高血压、心律失常、风湿性心脏病、心肌炎、心肌病和肺源性心脏病等是常见病因。

3. 保证气道通常，增加吸氧浓度，如果无效应用无创正压机械通气，仍然无效可行气管内插管进行侵入性人工机械通气。已有5个随机对照研究和荟萃分析研究的结果表明，持续气道正压给氧(CPAP)能改善AHF病人的氧合作用、症状和体征，减少需要气管内插管和住院死亡率。无创通气(NIPPV)似乎能减少气管内插管的需要，但不能减少死亡率或长期改善心功能。随机对照试验提示，急性心源性肺水肿患者使用CPAP和NIPPV能明显减少气管插管和机械通气需要。

4. 有条件下，对难治性心衰或终末期心衰患者给予主动脉内球囊反搏。《2005年AHA急性心力衰竭诊断和治疗指南》提出，在心源性休克或严重急性左心衰，主动脉内球囊反搏(IABP)已成为标准治疗的一个组成部分，适用于：①对快速补液、血管扩张剂和正性肌力药物支持无反应；②明显二尖瓣反流或室间隔破裂并发的急性左心衰，使用IABP获得血流动力学稳定，以便进行明确诊断的检查或治疗；③左心衰竭伴严重心肌缺血，IABP可为冠脉造影或血管成形术作准备。IABP能显著改善血流动力学，但它的使用只限于基础病变能被纠正(如冠脉重建、瓣膜置换或心脏移植)或能自发性恢复的病人(如AMI后十分早期的心肌顿抑、心肌炎)。IABP禁用于主动脉夹层或明显主动脉瓣关闭不全患者，也不应用于严重外周血管病变、心衰病因不能被纠正或多器官功能衰竭的患者。

5. 可能会使用除颤或透析，主要是用于难治性心衰。

6. 血浆利尿肽(BNP)测定问题：如BNP增高反映了室壁扩张增加和容量负荷过重。在急诊科因呼吸困难而就诊患者中常用血浆利尿肽测定来排除和确定充血性心衰。如果急性心衰诊断明确，升高的血浆BNP也是判断预后的重要指标。但要注意的是，在一过性肺水肿过程中，患者发病之初BNP可能保持正常；肾功能衰竭和败血症等多种临床情况也可以影响BNP浓度。

7. 其他可以选择的治疗

(1) 美托洛尔：明显心衰、较多的肺底湿啰音患者尽量避免使用β-受体阻滞剂，该类患者如有进行性心肌缺血和心动过速，可考虑静注美托洛尔(5mg)。但是，心衰后病情稳定的AMI病人应早期开始使用β-受体阻滞剂。

(2) 血管紧张素转换酶抑制剂(如依那普利拉2.5mg)：ACE抑制剂的血流动力学效益是由于血管紧张素Ⅱ生成减少，增加缓激肽水平引起的，换言之降低总的外周血管阻力，减轻左室重构和促进排钠，短期治疗会伴随血管紧张素Ⅱ和醛固酮减少，增加血管紧张素Ⅰ和血浆肾素活性。ACE抑制剂减少肾血管阻力，增加肾血流量和促进钠、水排泄，肾小球滤过率无改变或轻度下降，因此滤过分数减少。这是由于扩张出球小动脉的作用相对大于入球小动脉，导致肾小球毛细血管静水压和肾小球滤过率降低。应避免静脉注射ACE抑制剂，ACE抑制剂初始剂量要小，在48小时内早期稳定后逐步增加剂量，并监测血压和肾功能，ACE抑制剂至少使用6周。

(3) 氨茶碱：解除支气管痉挛，减轻呼吸困难，增强心肌收缩力，扩张周围血管，降低肺动脉压和左房压。0.25g稀释后静脉滴注，15～30分钟注完。可以使用β_2受体激动剂气雾吸入(如沙丁胺醇或特布他林气雾剂)。

(4) 纠正代谢性酸中毒，如5%$NaHCO_3$ 125～250ml静脉滴注。

高血压危象抢救流程
(Hypertensive Crisis)

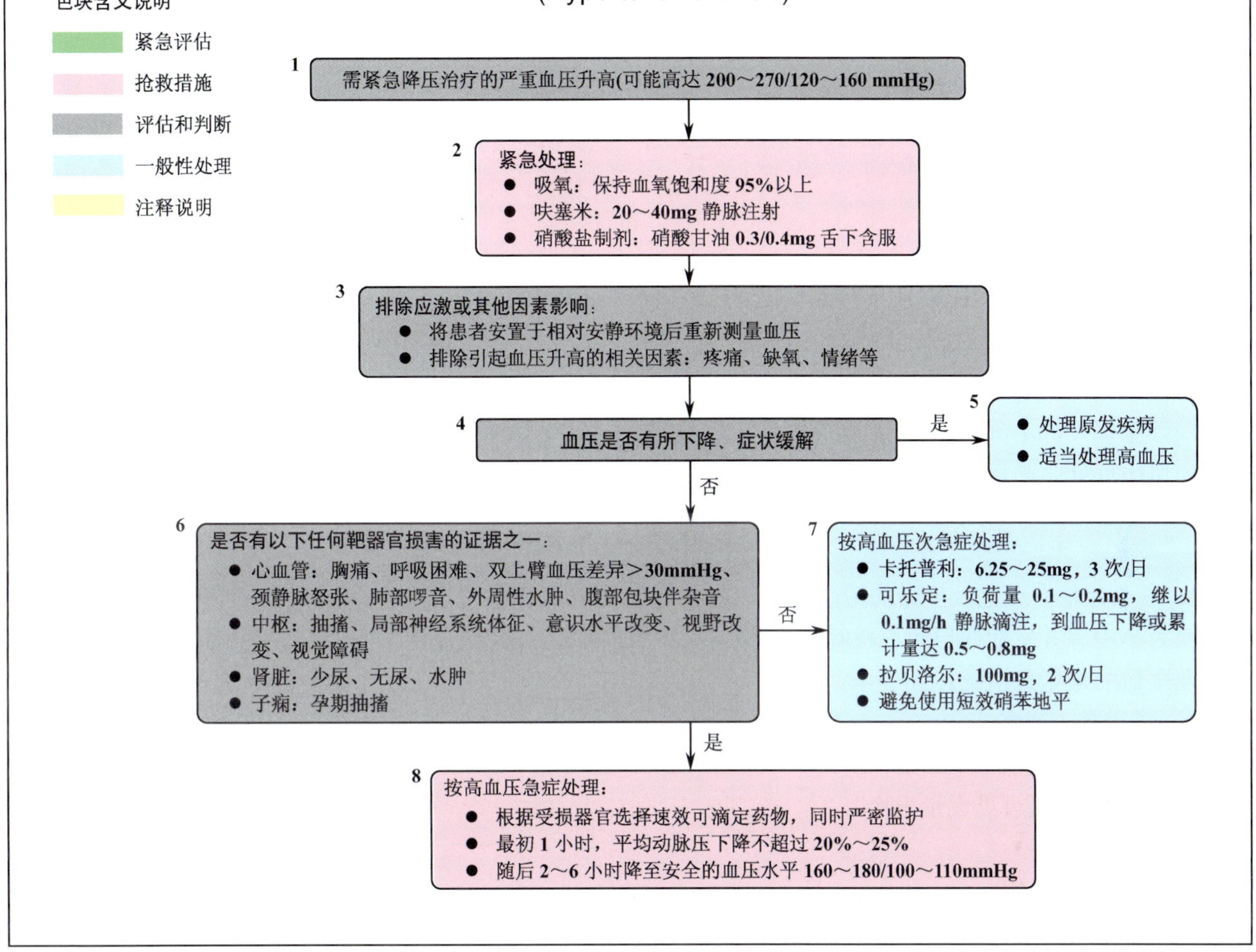

第十章

高血压危象抢救流程

(Hypertensive Crisis)

高血压危象通常是指血压急剧升高(一般 SBP≥180mmHg 或 DBP≥120mmHg),伴有或不伴有急性或进行性的中枢神经系统、心脏或肾脏等靶器官损害,包括高血压危症和高血压急症。

高血压危症与高血压急症的主要区别在于是否伴有靶器官损害,而不是血压的水平。

一、紧急评估、紧急处理

1. 紧急评估有无危及生命的情况　任何急症均需要首先评估是否存在危及生命的情况。高血压危象极易因为卒中等并发症而导致心跳呼吸骤停。采用"ABBCS 方法"快速评估,利用 5~20 秒快速判断患者有无危及生命的最紧急情况:

A. 气道是否通畅

B. 是否有呼吸

B. 是否有体表可见大量出血

C. 是否有脉搏

S. 神志是否清醒

2. 如果有上述危及生命的紧急情况应迅速解除　包括开放气道、保持气道通畅、心肺复苏、立即对外表能控制的大出血进行止血等。

二、次级评估与救治

1. 高血压急症的表现

(1) 血压 SBP≥180mmHg 或 DBP≥120mmHg。

(2) 可有严重头痛、气短、鼻出血或焦虑等。

(3) 大多数患者有既往高血压史并存在服药依从性差或治疗不当等情况。

2. 紧急处理

(1) 对症支持处理:包括卧床休息、吸氧并保持血氧饱和度 95%以上。

(2) 呋塞米:20~40mg 静脉注射。

(3) 硝酸盐制剂:硝酸甘油 0.3/0.4mg 舌下含服。

(4) 镇静剂:可静脉给予地西泮 5~10mg,必要时可给予吗啡 3~10mg 或哌替啶肌肉或静脉注射。

3. 排除应激或其他导致高血压的诱因,如疼痛、缺氧、情绪等。

三、临床表现与进一步评估、救治

1. 将患者安置于相对安静环境后重新测量血压,必要时患者可在 ICU 或者监护仪监测下进行治疗,密切监测心电图和血压;了解目前服用的抗高血压药、其他治疗药物以及滥用药物的情况,如单胺氧化酶抑制剂、可卡因、安非他明等。评估近期血压控制情况。

2. 体格检查

(1) 测量双侧血压，对于肥胖患者应注意采用合适大小的袖带。

(2) 检查对比四肢血管搏动。

(3) 听诊是否存在肾血管杂音。

(4) 注意神经系统体征。

(5) 检查眼底，以发现视乳头水肿、渗出、出血等异常改变。

3. 特别重视伴有或不伴有急性或进行性的中枢神经系统、心脏或肾脏等靶器官损害。了解靶器官功能情况并判断是否有以下任何靶器官损害的证据之一：

(1) 心血管：呼吸困难、咳嗽、端坐呼吸、肺水肿、心率增快、外周性水肿等；患者也可能出现急性心梗或心绞痛。双上臂血压差异＞30mmHg、颈静脉怒张、腹部包块伴杂音。

(2) 中枢：头痛，不同程度的中枢神经系统抑制表现，甚至抽搐、局部神经系统体征、意识水平改变、视野改变、视觉障碍；常有重度眼底病变，小动脉改变、出血、渗出，伴视乳头水肿。

(3) 肾脏：少尿、无尿、水肿；血肌酐增高、蛋白尿或血尿等。

(4) 子痫：孕期抽搐。

4. 实验室辅助检查

(1) 血尿常规、电解质、肝肾功能。

(2)胸部 X 线：对呼吸困难者尤其重要。

(3) 心电图：对胸痛者尤其重要。

(4) 头颅 CT：用于出现神经系统表现的患者。

(5) 超声心动图：评价左室功能、左室肥大。

5. 高血压危象的治疗原则

(1) 首选静脉用抗高血压药物：

1) 根据患者疾病和用药史，个体化选择用药，用药期间严密监测血压和心率。

2) 立即控制血压是终止进行性靶器官功能障碍的关键。

3) 静脉给药时患者宜取卧位，以预防体位性低血压。

(2) 降压过快会减少脏器的血流灌注，从而加重或诱发靶器官的功能障碍：

1) 1 小时内使平均动脉血压迅速下降，但不超过 25%。

2) 在以后的 2～6 小时内，使血压下降到 160～180/100～110mmHg。

3) 肾功能正常且无心、脑血管病变者在以后的 24～48 小时内逐渐降至正常血压。

(3) 以下患者只有在血压极度升高时才给予立即降压：高颅压颅内出血、急性脑梗死、急性蛛网膜下腔出血；不稳定型心绞痛、急性心梗。

四、高血压危象的治疗药物

静脉给予以下一种降压药或联合用药立即降压。常用降压药物主要有：硝普钠、尼卡地平、乌拉地尔、拉贝洛尔、艾司洛尔、酚妥拉明、二氮嗪、肼苯达嗪，依据临床情况选择下述药物单独或联合使用：

1. 利尿剂　迅速降低心脏前负荷，改善心衰症状，减轻肺水肿和脑水肿，特别适用于心、肾功能不全和高血压脑病的患者。呋塞米，适用于各种高血压危象，静脉常用量为 40～120mg，最大剂量为每日 160mg。作用快而强，但超量应用时，降压作用不加强，不良反应反而加重。少数患者可发生低血钾，尤其是老年人在气候炎热时过量应用强效利尿剂易诱发失钾、失钠，造成血压骤降。

2. 作用于 α 受体的药物

(1) 盐酸可乐定：0.15～0.3μg 静注。中枢 α 受体抑制剂，静脉注射后数分钟血压开始下降。由于有嗜睡等中枢抑制作用，急性卒中患者慎用，以免影响对神志的观察。

(2) 酚妥拉明：周围 α 受体抑制剂。对嗜铬细胞瘤引起的高血压危象有特效。每 5 分钟静注 5～20mg，或 0.2～0.5mg/min 静滴。由于对抗儿茶酚胺而致周围血管扩张，个别病人可出现心动过速、容量不足，甚至严重的体位性低血压。

（3）盐酸乌拉地尔：阻断周围 α 受体，使外周阻力下降，扩张血管；同时激活中枢 5 羟色胺－1α 受体，降低延髓心血管中枢的交感反馈调节，虽然扩张血管但周围交感张力下降。可维持心、脑、肾的血液供应，改善心功能，治疗充血性心衰，适用于除合并妊娠外的大多数高血压危象，如糖尿病、肾功能衰竭伴前列腺肥大的老年高血压病人。起始剂量：10～50mg 缓慢静注。若效果不够满意，可重复用药。继以 250mg 持续静滴，输入速度根据病人的血压酌情调整。维持剂量：9mg/小时，静脉滴注。

3. α、β-受体阻滞剂

（1）拉贝洛尔是 α 受体阻滞剂及非选择性 β 受体阻滞剂，适用于除急性心衰外的大多数高血压危象，适用于肾功能减退者。拉贝洛尔 0.25mg/kg 静注，注射时间 2 分钟以上，间隔 10 分钟再予 40～80mg，或以 2mg/min 起静滴调整，24 小时总剂量不超过 300mg。有严重支气管哮喘者禁用，肝功能异常者慎用。

（2）艾司洛尔是心脏选择性的 β 受体阻滞剂，作用时间短。在降低动脉压的同时维持正常脑灌注压，不增加脑血流量、不增加颅内压。适用于主动脉夹层、高血压脑病、脑卒中和围手术期患者。负荷剂量：250～500μg/kg 于 1 分钟内静脉注射。继以 50～100μg/min，静脉滴注 4 分钟。如病情需要可重复负荷剂量，或逐渐增加静脉滴注剂量，如患者能够耐受最高至 300μg/(kg·min)。

4. 血管紧张素转换酶抑制剂(ACEI) 可能由于 ACEI 具有局部肾素－血管紧张素系统作用，一般不作静脉点滴使用，依那普利是唯一静脉用药。每次 2.5mg；或首次剂量 1.25mg，以后按血压每 6 小时 1 次 2.5mg，5 分钟内静注。特点是静注后可迅速降压，适用于合并左室功能衰竭的患者。避免用于合并急性心梗患者。

5. 钙通道阻滞剂(CCB)

（1）二氢吡啶类钙通道阻滞剂：通过抑制钙离子内流而发挥血管扩张作用。

1）盐酸尼卡地平：对血管平滑肌的作用比对心肌的作用强 3 万倍，其血管选择性明显高于其他钙拮抗剂。扩张外周血管作用与硝苯地平相近，对冠脉的扩张比外周血管更强。心脏抑制作用是硝苯地平的 1/10，对心肌及传导系统无抑制作用。对急性心功能不全者尤其低心输出量适用；可用于急性血压升高伴基底动脉供血不足者；也用于围手术期高血压。但对急性心肌炎、心梗、左室流出道狭窄、右心功能不全并狭窄者禁用。5～10mg/h 静滴，直到出现预期反应。最大剂量为 15mg/h。

2）尼莫地平：可通过血脑屏障，但降压作用弱。多用于有明显脑血管痉挛的蛛网膜下腔出血者。蛛网膜下腔出血起始剂量：体重＜70 kg 或血压不稳者：0.5mg/h 静注；体重＞70 kg 者上述剂量加倍。

（2）非二氢吡啶类钙通道阻滞剂：

1）地尔硫䓬：除扩张血管平滑肌降压外，还具有比较明显的扩张包括侧支循环在内的大小冠状动脉，高血压冠心病并发哮喘患者，及肥厚型心肌病流出道狭窄者为首选药物。由于对心脏有抑制作用，应进行心电监测，不宜长期静脉用药。用法用量是 10mg/次静注。或 5～15μg/(kg·min)，静滴。

2）硝苯地平：无静脉注射制剂，但口服和舌下含化吸收迅速。起始剂量为 10mg，口服。1 小时后可酌情重复用药。

6. 血管扩张剂

（1）硝酸甘油：兼有抗心绞痛及降压作用，适用于合并心肌缺血的患者。剂量敏感性的个体差异大。一般小剂量扩张静脉，大剂量扩张动脉，有时会发生耐受性。起始 5μg/min 静脉滴注，可每 3～5 分钟增加 5～20μg/min，仍无效则每 3～5 分钟增加 10～200μg/min。颅内高压、青光眼患者禁用。未纠正的血容量过低者，尤其与扩血管药同用时需谨防体位性低血压的发生。可能因减低前负荷和心输出量而影响患者代偿性的肾、脑血流灌注。

（2）硝普钠：直接血管扩张剂，对动、静脉作用均强，同时降低心脏的前、后负荷。作用时间很短，起效很快，停滴血压即回升。适用于大多数的高血压急症，尤其是合并心衰的患者。起始 0.3～0.5μg/(kg·min)静滴，以 0.5μg/(kg·min)递增直到合适血压水平，平均剂量 1～6μg/(kg·min)，最大剂量：10μg/(kg·min)。连续使用 24～48 小时应做血氰化物测定。颅内压增高或氮质血症患者及伴有肾功能不全的患者慎用。

(3) 肼屈嗪：惊厥和子痫患者首选。因可导致持续 12 小时的进行性血压下降，增加脑血流量，避免用于其他情况的高血压危象。5mg/次，稀释后静注。每 5 分钟测血压一次，如 20 分钟后血压仍＞160/110mmHg，可重复给药 5～10mg。

(4) 二氮嗪：200～400mg/次，静滴。累积量不超过 600mg。可能引起水钠潴留、血糖升高、心律失常、低血压、胸闷、发热、出血、手麻、胃肠道反应、肝肾功能异常、水电解质紊乱等。充血性心力衰竭、糖尿病、肾功能不全患者禁用。

7. 其他药物

(1) 镇静剂：根据病情选用适当的镇静剂，如有脑功能障碍者可静脉给予安定，出现心绞痛或心梗患者可给予吗啡或哌替啶。

(2) 非诺多泮：多巴胺能拮抗剂，可减低肾血流和钠的排出。适用于大多数高血压危症。0.1μg/(kg·min)，静滴；根据临床反应，每隔 15 分钟以上增加 0.05～0.1μg/(kg·min)。最大剂量：1.6μg/(kg·min)。低起始剂量 0.03～0.1μg/(kg·min)可能避免反射性心动过速。

五、各种高血压急症与降压目标

1. 高血压性脑病　给药开始 1 小时内将舒张压降低 20%～25%，但不能＞50%，降压防止脑出血。力争血压控制在 160～180/100～110mmHg。首选硝普钠，备用药物是拉贝洛尔、二氯嗪、硝酸甘油、利血平，加用强效利尿剂。避免使用有中枢神经系统副作用的药物，如可乐定、甲基多巴。

2. 脑出血　舒张压＞130mmHg 或收缩压＞200mmHg 时会加剧出血，应在 6～12 小时内逐渐降压，降压幅度不大于 25%；血压不能低于 140～160/90～110mmHg。此外，凡脑血管病变急性期有脑水肿，颅内压升高时禁用一切血管扩张药。

3. 蛛网膜下腔出血　收缩压 130～160mmHg，防止出血加剧及血压过度下降。

4. 脑梗死　一般不积极降压，稍高的血压有利于缺血区灌注，除非血压＞200/130mmHg；24 小时内血压下降应＜25%，舒张压＜120mmHg。如考虑紧急溶栓治疗，为防止高血压所致出血，血压达 185/110mmHg 就应降压治疗。

5. 高血压性急性左心功能不全　立即降压治疗减轻心脏前后负荷，凡能降压的药通过降压均可治疗心衰。首选血管扩张剂：硝普钠或非诺多泮＋硝酸甘油，加强效髓袢利尿剂。备用药物：依那普利等其他降压药。

6. 恶性高血压　在数日内静脉用药及(或)联合多种药物将血压降到 160/100mmHg。

7. 急性主动脉夹层　一旦怀疑主动脉夹层，应立即静脉给予抗高血压药物在 15～30 分钟内将血压迅速降低到维持脏器血液灌流量的最低水平。理想收缩压 100～120mmHg，心率 60～70 次/分。常合用减慢心率及扩血管药，如乌拉地尔、尼卡地平＋拉贝洛尔等。备用药物：利血平，加用强效利尿剂。避免采用增加心脏排血量的药物，如二氯嗪、肼屈嗪。监测并发症表现；血压、尿量、意识、精神状态和神经系统体征。主动脉根部病变的 Stanford A 型病人应紧急手术。

8. 急性冠脉综合征　首选药物：硝酸酯类药物，可减少心肌耗氧量、改善心内膜下缺血、增加缺血组织周围血供。如果降压无效可联合硝普钠，也可使用 β 或 α＋β-受体阻滞剂降压。如仍不能控制血压，可能需加用尼卡地平或非诺多泮。

9. 儿茶酚胺过剩　对嗜铬细胞瘤 α 阻滞剂是首选，最好同时合并使用 β 阻滞剂。

10. 围手术期高血压　血压波动显著，应使用作用快的降压药物。

11. 子痫　首选肼屈嗪。尽快使舒张压降至 90～100mmHg。

咯血抢救流程
(Haemoptysis)

色块含义说明

- 紧急评估
- 抢救措施
- 评估和判断
- 一般性处理
- 注释说明

1 突发咯血或者可疑咯血

2 紧急评估
A：有无气道阻塞
B：有无呼吸，呼吸的频率和程度
B：有无体表可见大量出血
C：有无脉搏，循环是否充分
S：神志是否清楚

- 气道阻塞 → ● 清除气道血块和异物，保持气道通畅；大管径管吸痰 ● 气管切开或者插管
- 呼吸异常 → ● 清除气道血块和异物，保持气道通畅；大管径管吸痰 ● 气管切开或者插管
- 呼之无反应、无脉搏 → 心肺复苏

无上述情况或经过上述处理解除危及生命的情况

3
- 绝对卧床休息，侧卧位，患侧向下避免误吸和窒息，严格限制探视
- 建立静脉通道
- 进一步监护心电、血压、脉搏和呼吸
- 紧急配血、备血
- 大流量吸氧，保持血氧饱和度95%以上
- 一般不镇咳：剧咳妨碍止血时，可待因或美沙芬15～30mg

出血量评估

5 小量出血(24小时咯血100ml以下)
- 卧床休息、观察
- 口服地西泮5～10mg，3次/日
- 维生素 K_3 4mg，3次/日
- 卡巴克洛 5～10mg，3次/日
- 择期行影像、内镜检查

4 大咯血：一般认为24小时500ml以上或一次咯血大于100ml以上

6 镇静
- 地西泮5～10mg或者吗啡3～10mg 肌肉或静脉注射，必要时重复

7 药物止血
- 垂体后叶素：3～10U加入生理盐水20ml中10分钟缓慢静脉注射(无效可重复)，也可直接加入输液滴壶中，继以每分钟0.2～0.4U静滴。总量<40U/d。老年、心脑血管病者、孕妇不宜使用
- 酚妥拉明：有垂体后叶素禁忌者可选用。0.1mg/min静脉滴注，根据血压调整滴速，最大可至1.5～2mg/min，保证平均动脉压>70mmHg为宜
- 凝血功能障碍者或肝功能不全者：鱼精蛋白注射液50～100mg加入生理盐水40ml中静脉滴注，每日1～2次，连续使用不超过72小时
- 其他可选药物

维生素 K_3(4mg肌肉注射)、卡巴克洛(5～10mg肌肉注射)、立止血(1kU)、云南白药；硝酸甘油、阿托品、山莨菪碱、氯丙嗪、普鲁卡因；生长抑素；氨甲苯酸及6-氨基己酸等

8 补充血容量
- 低血容量者，给予快速补液或者血液；早期、快速、足量补液三原则
- 有凝血障碍可以给予新鲜冰冻血浆、血小板、冷沉淀(富含凝血因子的血浆沉淀制品)

9 糖皮质激素（具有消炎、对抗游离肝素作用，可短期少量应用）
- 氢化可的松琥珀酸钠100～200mg/d,或氢化可的松 100～200mg/d、甲泼尼龙20～40mg/d、地塞米松10～20mg/d等，静脉滴注

10 反复大咯血，上述处理无效

11
- CT、支气管镜、血管造影检查
- 纤维支气管镜下治疗或介入、手术治疗

第十一章

咯血抢救流程

（Haemoptysis）

咯血通常是指喉部以下的呼吸道出血，经口腔咯出。24 小时咯出血量在 100ml 以内为小量咯血，24 小时咯出的血量在 100～500ml 为中等量咯血，24 小时咯出的血量达 500ml 以上，或一次咯血量超过 100ml 者为大咯血。

一、紧急评估、紧急处理

1. 紧急评估有无危及生命的情况　采用“ABBCS 方法”快速评估，利用 5～20 秒快速判断患者有无危及生命的最紧急情况：

A. 气道是否通畅

B. 是否有呼吸

B. 是否有体表可见大量出血

C. 是否有脉搏

S. 神志是否清醒

误吸和窒息导致气道阻塞是咯血死亡的重要原因，必须特别重视。

2. 如果有上述危及生命的紧急情况应迅速解除　包括开放气道、保持气道通畅、心肺复苏、立即对外表能控制的大出血进行止血等。

二、次级评估与救治

1. 初步怀疑咯血的表现及出血量评估　患者突然出现咯血。

出血量评估：一般认为 24 小时 500ml 以上或一次咯血大于 100ml 以上为大咯血；24 小时咯血 100ml 以下为小量咯血。

2. 大量出血的紧急救治　重点是控制出血、纠正低血容量及休克、防止窒息。

(1) 镇静：地西泮 5～10mg 或者吗啡 3～10mg，肌肉或静脉注射。必要时可以多次重复使用，甚至考虑冬眠疗法。

(2) 药物止血：

1) 垂体后叶素：3～10U 加入生理盐水 20ml 中 10 分钟缓慢静脉注射（无效可重复），也可直接加入输液滴壶中，继以每分钟 0.2～0.4U 静滴。总量＜40U/d。老年、心脑血管病者、孕妇不宜使用。

2) 酚妥拉明：有垂体后叶素禁忌者可选用，尤其适用于有高血压者。0.1mg/min 静脉滴注，根据血压调整滴速，最大可至 1.5～2mg/min，保证平均动脉压＞70mmHg 为宜。

(3) 补充血容量：低血容量者，给予快速补液或者输血；早期、快速、足量补液三原则。有凝血障碍可以给予新鲜冰冻血浆、血小板、冷沉淀（富含凝血因子的血浆沉淀制品）。

(4) 严密观察病情：

1) 绝对卧床休息，侧卧位，严格限制探视。

2）侧卧位或者头低脚高位，鼓励轻轻将血咳出，避免误吸和窒息。误吸和窒息导致气道阻塞是咯血死亡的重要原因，一旦发生需要及时发现并按照“急性气道梗阻”救治。通常要求在病床单位前需要准备气管切开或插管器械、吸痰器等。

3）建立静脉通道。

4）进一步监护心电、血压、脉搏和呼吸。

5）根据出血量和速度，可能需要紧急配血、备血，一般备血200～1 000ml。

6）大流量吸氧，保持血氧饱和度95%以上。

7）一般不镇咳：剧咳妨碍止血时可以使用可待因或右美沙芬15～30mg。

三、临床表现与进一步评估、救治

1. 其他的止血措施

(1) 凝血功能障碍者或肝功能不全者：鱼精蛋白注射液50～100mg加入生理盐水40ml中静脉滴注，每日1～2次，连续使用不超过72小时。

(2) 其他可选药物：以下药物的疗效并无更多证据支持，可以选择1～2种试用。

1）维生素 K_3，4mg肌肉注射。

2）卡巴克洛（安络血），5～10mg肌肉注射，每日2～3次。

3）立止血（巴曲酶），1kU/次，皮下、肌肉、静脉注射，每日不超过8 kU。

4）云南白药：0.5g，3次/日，口服。

5）生长抑素具有减少内脏血流量，降低支气管动脉压力，可能有利于止血。可试选用14肽或8肽生长抑素药物。14肽生长抑素首剂250μg静注后，250μg/h静滴；8肽生长抑素100μg静注后，以25～50μg/h静滴。

6）止血芳酸：0.1～0.3g，以生理盐水稀释后静脉缓注或者静滴，2次/日；6-氨基己酸：4～6g稀释后静脉缓注或者静滴，每日不超过20g。

7）硝酸甘油；阿托品、654-2；氯丙嗪、普鲁卡因等。

(3) 糖皮质激素：近年研究发现糖皮质激素具有消炎、对抗游离肝素作用，可短期少量应用。病情重者可同时给予氢化可的松琥珀酸钠100～200mg/d，或氢化可的松100～200mg/d、甲基泼尼松龙20～40mg/d、地塞米松10～20mg/d等，静脉滴注。

(4) 顽固性反复大咯血的救治：上述处理无效者考虑CT、支气管镜、血管造影检查，必要时纤维支气管镜下治疗或介入、手术治疗。

2. 小量出血的处理

(1) 卧床休息、观察。

(2) 口服地西泮5～10mg，3次/日。

(3) 维生素 K_3 4mg，3次/日。

(4) 卡巴克洛5～10mg，3次/日。

(5) 择期行影像、内镜检查。

色块含义说明

- 紧急评估（绿色）
- 抢救措施（粉色）
- 评估和判断（灰色）
- 一般性处理（蓝色）
- 注释说明（黄色）

急性肺栓塞抢救流程
(Pulmonary Embolism)

1 突发性呼吸困难、严重胸痛、咯血、晕厥或者休克

2 紧急评估
- A：有无气道阻塞
- B：有无呼吸，呼吸的频率和程度
- B：有无体表可见大量出血
- C：有无脉搏，循环是否充分
- S：神志是否清楚

气道阻塞 → 呼吸异常 →
- 清除气道血块和异物，保持气道通畅：大管径管吸痰
- 气管切开或者插管

→ 心肺复苏

呼之无反应、无脉搏 → 心肺复苏

无上述情况或经过上述处理解除危及生命的情况

3 诊断性评估：心电图、X光胸片、动脉血气分析；有条件进行确认性检测：D-二聚体检测、床旁超声波

4 次紧急评估：评估栓塞面积
- 呼吸困难
- 休克、低血压
- 心电图
- 右心衰
- 晕厥/紫绀
- 胸骨左侧抬举样冲动
- 三尖瓣杂音

6 大面积栓塞
- 绝对卧床休息，侧卧位，患侧向下避免误吸和窒息，严格限制探视
- 大流量吸氧，力争保持血氧饱和度95%以上
- 建立静脉通道
- 进一步监护心电、血压、脉搏和呼吸
- 必要时进行机械通气
- 一般不镇咳：剧咳咯血时，可待因或美沙芬15～30mg

5 小面积栓塞
- 卧床休息、观察
- 抗凝治疗
  - 肝素
  - 低分子肝素
- 可考虑溶栓治疗

7

血流动力学支持
- 多巴酚丁胺，2～20μg/(kg·min)静滴
- 多巴胺，3～5μg/(kg·min) 静滴具有正性肌力作用，过大过小均无效，反而有害
- 肾上腺素、去甲肾上腺素

镇静、镇痛
- 地西泮5～10mg或者吗啡3～10mg 肌肉或静脉注射，必要时重复
- 吗啡3～10mg静脉注射或肌肉注射，必要时15分钟后重复
- 非甾体类解热止痛药

补液
- 是否有益有争议。总量不宜>500ml/d

纠正右心衰
- 利尿剂：呋塞米，20～100mg静推或5～40mg/h静滴
- 扩血管剂
  - 硝酸甘油，以20μg/min开始，可逐渐加量至200μg/min
  - 硝普钠，0.3～5μg/(kg·min)
  - 酚妥拉明，0.1mg/min静滴， 每隔10分钟调整，最大可增至1.5～2mg/min

8 溶栓治疗
- 首选tPA。备选：链激酶、尿激酶

有溶栓禁忌证

9 介入或手术治疗

10 必要时进行辅助检查：
- 胸部CT、MRI肺动脉造影

第十二章

急性肺栓塞抢救流程
(Pulmonary Embolism)

急性肺栓塞(pulmonary embolism,PE)以各种血管内源性或外源性栓子突然阻塞肺动脉系统导致肺循环障碍的一组疾病或临床综合征。

栓子可能是血、脂肪、羊水、空气等。来自下肢和盆腔静脉等全身静脉系统的栓子或右心的血栓阻塞肺动脉或其分支导致肺血栓栓塞症,以肺循环障碍和呼吸功能损害为其主要临床和病理生理特征(急性肺源性心脏病、重症肺动脉高压和右心功能不全),这是急性肺栓塞中的绝大多数类型。

急性肺栓塞的发病率在心血管疾病中仅次于冠心病和高血压。未经治疗的急性肺栓塞死亡率20%~30%,诊断明确并经过治疗者死亡率降至2%~8%。绝大多数肺栓塞生前未能得到正确诊断。漏诊的原因主要是医生对该病认识不足、缺乏必要的诊断手段。

一、紧急评估、紧急处理

1. 紧急评估有无危及生命的情况　采用“ABBCS方法”快速评估,利用5~20秒快速判断患者有无危及生命的最紧急情况:

A. 气道是否通畅

B. 是否有呼吸

B. 是否有体表可见大量出血

C. 是否有脉搏

S. 神志是否清醒

2. 如果有上述危及生命的紧急情况应迅速解除。

包括开放气道、保持气道通畅、心肺复苏、立即对外表能控制的大出血进行止血等。

二、次级评估与救治

1. 初步怀疑肺栓塞的表现　患者突然出现突发性呼吸困难、严重胸痛、咯血、惊恐、咳嗽、晕厥或者休克。临床有典型肺梗死三联症患者(呼吸困难、胸痛及咯血)不足1/3。

2. 诊断性评估

(1) 诊断性评估:心电图、X光胸片、动脉血气分析;

(2) 有条件进行确认性检测:D-二聚体检测、床旁超声波。

1) 心电图诊断:多为一过性的,动态观察有助于对本病的诊断。常见的心电图改变是电轴右偏,SⅠQⅡ,TⅡ型,右胸前导联及Ⅰ、Ⅲ、aVF导联T波倒置,顺钟向转位至V_5,完全性或不完全性右束支传导阻滞。

2) 胸部X线检查:可见到区域性肺血管纹理稀疏、纤细,肺透亮度增加;栓塞部位肺血减少;未受累部呈现纹理相应增多(即肺血分布不匀)。肺梗死时可发现肺周围浸润性阴影,形状不一,常累及肋膈角,患侧膈肌抬高及少量至中量胸腔积液。X线胸片也可“完全正常”。

3）动脉血气检查：是肺栓塞的筛选方法。肺血管床堵塞15%～20%时可出现低氧血症，发生率约76%，PaO_2也可完全正常；93%有低碳酸血症；86%～95%有$P(A-a)O_2$增大。后二者正常可能有助于排除较大的肺栓塞。

4）D-二聚体(D-dimer)：D-dimer为纤维蛋白降解产物。浓度升高对诊断肺栓塞敏感性高，但特异性差。适用于急诊怀疑肺栓塞的患者。

5）超声心动图：直接征象是看到血栓。间接征象：右室扩张、右室壁运动减弱、室间隔运动异常、RV/LV比值增大(>0.5)，肺动脉扩张和三尖瓣反流流速增快。最近报道，右室局部室壁运动异常为急性肺栓塞的特异性征象。与其他引起右室收缩负荷过重的疾病不同，急性肺栓塞引起的室壁运动异常并不影响右室游离壁心尖部分。

6）CT：造影增强CT可显示左右肺动脉及其分支的血栓，对诊断肺栓塞有很高的特异性。管腔内对称性或偏心性充盈缺损及截断性阻塞为肺栓塞的典型表现。螺旋CT及超高速CT明显提高扫描时间的分辨率。

7）肺动脉造影：准确率>96%，具有高敏感性及特异性。目前公认诊断肺栓塞的金指标。肺栓塞的肺动脉造影征象有：血管腔内充盈缺损；肺动脉截断现象；某一肺区域血流减少。

8）放射性核素肺显像：是安全、无创及有价值的肺栓塞诊断方法。肺灌注显像的典型所见是呈肺段分布的灌注缺损。肺灌注显像的假阳性率较高，为减少肺灌注显像的假阳性率，可做肺通气/灌注显像以提高诊断的准确性。肺通气/灌注显像的常见结果：肺通气显像正常，而灌注呈典型缺损，高度可能是肺栓塞；病变部位既无通气，也无血流灌注，可能是肺实质性疾病，不能诊断肺栓塞(肺梗死除外)；肺通气显像扫描异常，灌注无缺损，为肺实质性疾病；肺通气与灌注显像均正常，可除外症状性肺栓塞。

3. 评估栓塞面积

(1) 大面积肺栓塞的特点：

1）症状重：通常以呼吸困难为首发症状，明显的低血压为主要体征(收缩压<90mmHg，或排除新发的心律失常、低血容量及感染因素的血压下降≥40mmHg)。可能出现晕厥和(或)发绀。

2）体格检查可能发现左侧胸骨旁抬举样冲动、颈静脉扩张以及吸气时增强的三尖瓣收缩期反流性杂音。

3）肺部影像学检查：采用螺旋CT、肺灌注扫描或血管造影、床旁静脉超声、超声心动图检查均可帮助确诊。病情不稳定而不能接受肺部影像学检查的患者通常可通过床旁超声检查发现右室功能不全，超声心动图可显示急性肺动脉高压和右室负荷过大的间接表现。

4）心电图可显示完全性或不完全性右束支传导阻滞或其他显示右室负荷增加的征象(如电轴右偏、顺钟向转位、右胸前导联V_1～V_4及I、III、aVF导联T波倒置)。心电图改变多为一过性的，动态观察有助于对本病的诊断。

(2) 不符合上述诊断标准的其他肺栓塞是非大面积肺栓塞。

4. 大面积栓塞紧急处理

(1) 绝对卧床休息，严格限制探视。

(2) 侧卧位，患侧向下避免误吸和窒息。

(3) 低氧血症者必需接受氧疗。大流量吸氧，力争保持血氧饱和度95%以上。

(4) 建立静脉通道。

(5) 进一步监护心电、血压、脉搏和呼吸。

(6) 根据出血量和速度，可能需要紧急配血、备血，一般备血200～1 000ml。

(7) 一般不镇咳：剧咳时可以使用可待因或美沙芬15～30mg。

(8) 必要时进行机械通气。但是机械通气导致的胸腔内正压可能减少静脉回流和使右室功能恶化，应注意尽量减少机械通气带来的血流动力学影响。并且应尽量避免做气管切开，以免在抗凝或溶栓过程中局部大量出血。通常经鼻导管吸氧即可纠正低氧血症，很少需要机械通气治疗。

三、临床表现与进一步评估、救治

（一）大面积肺栓塞

肺栓塞最初的数小时死亡率较高，因此在存在循环衰竭的患者中，适当的支持治疗非常重要。

1. 补液　对补液治疗是否有益一直存在争议。通常在疑似诊断后开始补液，同时使用血管活性药物。总量不宜>500ml/d。

2. 血流动力学支持　用于低心脏指数、血压正常或即将出现低血压的患者，以维持正常血流动力。

（1）多巴酚丁胺：舒张体循环和肺循环血管，增强心肌收缩力，同时降低右心灌注压。右心衰和心源性休克患者的首选药物。2～20μg/(kg·min)静滴。

（2）多巴胺：3～5μg/(kg·min)静滴具有正性肌力作用，过大过小均无效，反而有害。因其可引起心动过速，其使用受限。

（3）肾上腺素、去甲肾上腺素：适用于存在明显低血压的急性大面积肺栓塞。通过血管收缩、增强心肌收缩力共同改善体循环血压、心输出量、肺血管阻力及右室压力。与其他血管活性药物（如多巴酚丁胺）合用的效果有待进一步评估。

3. 镇静、镇痛

（1）地西泮 5～10mg 静脉或肌肉注射。对于有焦虑和惊恐症状者可以选用，必要时可重复。

（2）吗啡 3～10mg 静脉注射或肌肉注射，必要时 15 分钟后重复，但休克者慎用。

（3）对于严重胸痛者还可以使用非甾体类解热止痛药。

4. 纠正右心衰　可用利尿剂和血管扩张剂，慎用洋地黄类药物。

（1）利尿剂：呋塞米，20～100mg 静推或 5～40mg/h 静滴。

（2）扩血管剂：

1）硝酸甘油，以 20μg/min 开始，可逐渐加量至 200μg/min。

2）硝普钠，0.3～5μg/(kg·min)。

3）酚妥拉明，0.1mg/min 静滴，每隔 10 分钟调整，最大可增至 1.5～2mg/min。

5. 抗凝治疗　抗凝治疗可防止肺栓塞发展和复发。抗凝治疗主要应用于：肺栓塞溶栓后；不具肺栓塞溶栓指征者，单独抗凝治疗。抗凝治疗的禁忌证包括：血小板减少、活动出血、凝血功能障碍、严重未控制高血压、近期手术者等。但对确诊肺栓塞的病人多是相对禁忌证。

常用的抗凝药物有普通肝素、低分子肝素和华法林。

低分子肝素或普通肝素：临床中度或高度疑似肺栓塞的患者在获得影像学确诊结果前，临床低度可能性患者经影像学确诊后，可开始使用肝素；发生于大手术后的肺栓塞，肝素治疗需推迟至手术后至少 12～24 小时以后开始。其药理作用是通过增强抗凝酶Ⅲ的活性抑制血栓形成，抗凝酶Ⅰ可使凝血酶以及凝血因子Ⅹa 和Ⅸa 失活。也可抑制凝血酶对凝血因子Ⅴ和Ⅷ的活化。

肝素，静脉注射负荷剂量为 3 000～5 000U 静脉注射。严重肺栓塞患者起始治疗肝素要足量，使用负荷剂量的上限(5 000～10 000U)，继以 5～25U/(kg·h)静滴，根据 aPTT 调整剂量，但不低于 1 250U/h。

低分子肝素皮下注射或普通肝素静脉注射均可。通常更倾向使用低分子肝素，因为二者效果和安全性相同，而低分子肝素半衰期长，注射简单且不用监测，只是其价格较普通肝素偏贵。低分子肝素根据不同品种选择剂量，每日皮下注射 1～2 次。

口服抗凝药华法林，推荐在肝素治疗的第 1 或第 2 天开始服用。3～5mg，1 次/日。以后调整剂量，以维持目标 INR 为 2.5(2～3 之间)。

6. 溶栓治疗　溶栓治疗与单独应用肝素治疗比较有以下优点：可迅速溶解血栓，恢复肺组织再灌注，使血流动力学参数迅速改善；有利于静脉栓子的溶解，有可能降低肺栓塞的复发率；可阻止慢性肺血管阻塞的发生、发展，从而降低肺动脉高压的发生率。研究显示，急性大面积肺栓塞患者接受溶栓和抗凝联合治疗者比仅接受传统抗凝治疗者的影像学和血流动力学改善均较快。但是尚无关于死亡率和临床症状缓解情况的相关数据。

肺栓塞溶栓治疗的指征：大面积肺栓塞(超过 2 个肺叶血管)；伴休克；原有心肺疾病的次大面积肺栓塞引起的循环衰竭者。

首选 tPA(阿特普酶)：溶栓作用与链激酶和尿激酶相当，但是给药时间更短，目前被认为是首选溶栓药物。

备选：链激酶、尿激酶。

溶栓治疗的绝对禁忌证：活动性内脏出血、近期有自发性颅内出血。

溶栓治疗的相对禁忌证：近期有大手术、分娩、器官活检或不能压迫止血的血管穿刺史；近期内发生过缺血性卒中、胃肠道出血、严重外伤、心肺复苏；未控制的重度高血压(收缩压>180mmHg 和/或舒张压>110mmHg)。血小板低于 100×10^{9}/L，凝血酶原时间(PT)<50%；妊娠期等。

7. 介入治疗和手术治疗　有溶栓禁忌证者及经过充分的内科治疗病情迅速恶化的患者，可考虑介入或者手术治疗(经静脉导管碎解和取栓、肺动脉血栓摘除术)。

(二) 非大面积肺栓塞

1. 卧床休息、观察。

2. 抗凝治疗

(1) 口服抗凝药华法林，推荐在肝素治疗的第 1 或第 2 天开始服用。3～5mg，1 次/日。以后调整剂量，以维持目标 INR 为 2.5(2～3 之间)。

(2) 低分子肝素或普通肝素：临床中度或高度肺栓塞可能性的患者在获得影像学确诊结果前，临床低度可能性患者经影像学确诊肺栓塞后，可开始使用肝素；已确诊为非大面积肺栓塞的患者，低分子肝素皮下注射或普通肝素静脉注射均可。

3. 可考虑溶栓治疗。

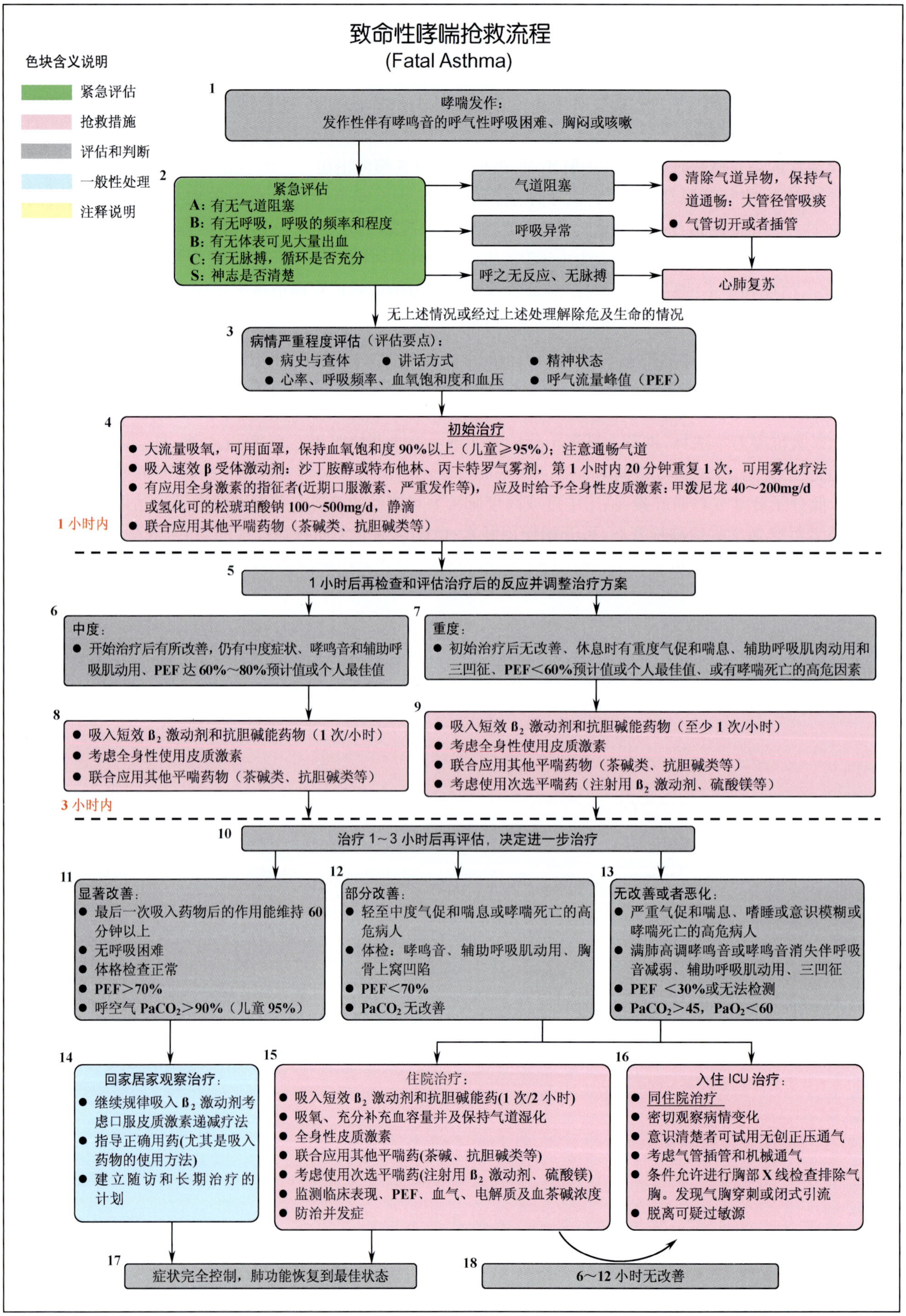
致命性哮喘抢救流程
(Fatal Asthma)
色块含义说明
紧急评估
抢救措施
评估和判断
一般性处理
注释说明
1 哮喘发作：发作性伴有哮鸣音的呼气性呼吸困难、胸闷或咳嗽
2 紧急评估
A：有无气道阻塞
B：有无呼吸，呼吸的频率和程度
B：有无体表可见大量出血
C：有无脉搏，循环是否充分
S：神志是否清楚
气道阻塞
呼吸异常
呼之无反应、无脉搏
● 清除气道异物，保持气道通畅：大管径管吸痰
● 气管切开或者插管
心肺复苏
无上述情况或经过上述处理解除危及生命的情况
3 病情严重程度评估（评估要点）：
● 病史与查体 ● 讲话方式 ● 精神状态
● 心率、呼吸频率、血氧饱和度和血压 ● 呼气流量峰值（PEF）
4 初始治疗
● 大流量吸氧，可用面罩，保持血氧饱和度 90%以上（儿童≥95%）；注意通畅气道
● 吸入速效 β 受体激动剂：沙丁胺醇或特布他林、丙卡特罗气雾剂，第 1 小时内 20 分钟重复 1 次，可用雾化疗法
● 有应用全身激素的指征者(近期口服激素、严重发作等)，应及时给予全身性皮质激素：甲泼尼龙 40～200mg/d 或氢化可的松琥珀酸钠 100～500mg/d，静滴
● 联合应用其他平喘药物（茶碱类、抗胆碱类等）
1 小时内
5 1 小时后再检查和评估治疗后的反应并调整治疗方案
6 中度：
● 开始治疗后有所改善，仍有中度症状、哮鸣音和辅助呼吸肌动用、PEF 达 60%～80%预计值或个人最佳值
7 重度：
● 初始治疗后无改善、休息时有重度气促和喘息、辅助呼吸肌肉动用和三凹征、PEF＜60%预计值或个人最佳值、或有哮喘死亡的高危因素
8
● 吸入短效 β_2 激动剂和抗胆碱能药物（1 次/小时）
● 考虑全身性使用皮质激素
● 联合应用其他平喘药物（茶碱类、抗胆碱类等）
9
● 吸入短效 β_2 激动剂和抗胆碱能药物（至少 1 次/小时）
● 考虑全身性使用皮质激素
● 联合应用其他平喘药物（茶碱类、抗胆碱类等）
● 考虑使用次选平喘药（注射用 β_2 激动剂、硫酸镁等）
3 小时内
10 治疗 1～3 小时后再评估，决定进一步治疗
11 显著改善：
● 最后一次吸入药物后的作用能维持 60 分钟以上
● 无呼吸困难
● 体格检查正常
● PEF＞70%
● 呼空气 $PaCO_2$＞90%（儿童 95%）
12 部分改善：
● 轻至中度气促和喘息或哮喘死亡的高危病人
● 体检：哮鸣音、辅助呼吸肌动用、胸骨上窝凹陷
● PEF＜70%
● $PaCO_2$ 无改善
13 无改善或者恶化：
● 严重气促和喘息、嗜睡或意识模糊或哮喘死亡的高危病人
● 满肺高调哮鸣音或哮鸣音消失伴呼吸音减弱、辅助呼吸肌动用、三凹征
● PEF ＜30%或无法检测
● $PaCO_2$＞45，PaO_2＜60
14 回家居家观察治疗：
● 继续规律吸入 β_2 激动剂考虑口服皮质激素递减疗法
● 指导正确用药(尤其是吸入药物的使用方法)
● 建立随访和长期治疗的计划
15 住院治疗：
● 吸入短效 β_2 激动剂和抗胆碱能药(1 次/2 小时)
● 吸氧、充分补充血容量并及保持气道湿化
● 全身性皮质激素
● 联合应用其他平喘药(茶碱、抗胆碱类等)
● 考虑使用次选平喘药(注射用 β_2 激动剂、硫酸镁)
● 监测临床表现、PEF、血气、电解质及血茶碱浓度
● 防治并发症
16 入住 ICU 治疗：
● 同住院治疗
● 密切观察病情变化
● 意识清楚者可试用无创正压通气
● 考虑气管插管和机械通气
● 条件允许进行胸部 X 线检查排除气胸。发现气胸穿刺或闭式引流
● 脱离可疑过敏源
17 症状完全控制，肺功能恢复到最佳状态
18 6～12 小时无改善

第十三章

致命性哮喘抢救流程

(Fatal Asthma)

哮喘是支气管哮喘的简称,是由多种细胞和细胞组分参与作用的慢性气道炎症性疾病。这种慢性炎症与气道高反应性相关,而气道高反应性可引起喘息、气急、胸闷和咳嗽等症状反复发作,尤其在夜间和清晨。这些症状发作通常与肺内广泛可变的气流阻塞相关,这种气流阻塞通常可自发缓解或经治疗后缓解。

临床表现为长期和反复发作性喘息、气短、胸闷和咳嗽等。致命性哮喘是指症状严重、持续发作。目前全球约有3亿哮喘患者,不同国家的哮喘总体患病率为1%~8%。每年全球约有25万人死于哮喘。重症哮喘的病死率为9%~38%。

本章主要根据GINA(Global Initiative for Asthma)的指南性文件——"Global Strategy for Asthma Management and Prevention (2006)"(哮喘管理和预防的全球策略2006年修订版),并对笔者已经出版的《致命性哮喘抢救流程图》进行了彻底修改。

一、紧急评估、紧急处理

1. 紧急评估有无危及生命的情况　采用"ABBCS方法"快速评估,利用5~20秒快速判断患者有无危及生命的最紧急情况:

A. 气道是否通畅

B. 是否有呼吸

B. 是否有体表可见大量出血

C. 是否有脉搏

S. 神志是否清醒

误吸和窒息导致气道阻塞是致命性哮喘死亡的重要原因,必须特别重视。

2. 如果有上述危及生命的紧急情况应迅速解除　包括开放气道、保持气道通畅、心肺复苏、立即对外表能控制的大出血进行止血等。

二、次级评估与救治

1. 急性发作时病情严重程度评估　患者突然出现发作性喘息、气短、胸闷和咳嗽,可有反复发作史。致命性哮喘是指中重度以上或者持续发作的哮喘。哮喘急性发作病情评估见表13-1,表13-2。

表13-1　急性发作时病情严重程度

临床特点	轻度	中度	重度	危重
气短	步行、上楼时	稍事活动	休息时	
体位	可平卧	喜坐位	端坐呼吸	
讲话方式	连续成句	常有中断	单字	不能讲话
精神状态	可有焦虑,尚安静	时有焦虑或烦躁	常有焦虑、烦躁	嗜睡、意识模糊
出汗	无	有	大汗淋漓	
呼吸频率	轻度增加	增加	常>30次/分	
三凹征	常无	可有	常有	胸腹矛盾运动

续表

临床特点	轻度	中度	重度	危重
哮鸣音	散在,呼吸末期	响亮、弥漫	响亮、弥漫	减弱、乃至无
脉率	<100次/分	100～120次/分	>120次/分	慢或不规则
奇脉(收缩压下降)	无(<10mmHg)	可有(10～25mmHg)	常有(>25mmHg)	无(呼吸肌疲劳)
使用β-激动剂后PEF预计值或个人最佳值%	>80%	60%～80%	<60%或<100L/min或作用时间<2小时	
PaO_2(吸空气)	正常	60～80mmHg	<60mmHg	
$PaCO_2$	<45mmHg	≤45mmHg	>45mmHg	
SaO_2(吸空气)	>95%	90%～95%	≤90%	
pH				降低

注:只要符合某一严重程度的某些指标,而不需满足全部指标,即可提示为该级别的急性发作

表 13-2 美国院前救护和医院急诊通常采用较为简单的"成人急性重度哮喘的诊断评估"

评估内容	指标	有/无
一症状/既往史	严重呼吸困难、咳嗽、胸闷和喘息	
	行走100英尺(约30m)以上困难	
	呼吸急促引起说话不连续	
	晕厥或几乎晕厥	
一体检结果	奇脉(≥12mmHg)	
	使用辅助呼吸肌	
	出汗,无法平卧	
	心率>120次/分	
	呼吸频率>30次/分	
一呼气流速	FEV1或PEFR基础值<30%～50%估计值或个人最佳值(由临床判断)	
	治疗完成后PEFR仍无法提高10%	
一氧合作用	PaO_2<60mmHg或SaO_2<90%	
一通气	$PaCO_2$≥40mmHg	

重度哮喘发作的常见原因包括:致敏原或其他致喘因素持续存在;呼吸道感染未能控制;因脱水、痰液黏稠,阻塞气道;对β_2-受体激动剂"失敏"或气道反应性反跳性增高;病人的情绪过度紧张;糖皮质激素依赖型哮喘病人突然停用激素或减量速度过快;严重缺氧、二氧化碳潴留导致代谢性和(或)呼吸性酸中毒。一定要重视排除诱因和原因。

部分中度和所有重度急性发作均应到医院急诊治疗。

2. 紧急救治

(1) 大流量吸氧,可用面罩,保持血氧饱和度90%以上(儿童≥95%),但是不宜给纯氧,因为可使$PaCO_2$升高。注意保持气道通畅。

(2) 吸入短效β_2-受体激动剂(SABA):短效β_2-受体激动剂吸入剂(气雾剂、干粉剂和溶液)是缓解轻中度以上急性哮喘症状的首选药物。急性加重时用于缓解气道痉挛,也可用于预防运动诱发的气道痉挛。短效β_2-受体激动剂(疗效维持数小时)包括:沙丁胺醇、特布他林、班布特罗、非诺特罗、丙卡特罗及福莫特罗等。吸入压力型定量手控气雾剂(pMDI)和干粉吸入装置适用于控制哮喘发作,第1小时内20分钟重复1

次(一个剂量);可用雾化疗法,雾化吸入溶液适用于各级哮喘发作,每日2～4次。

(3) 皮质激素:由于它可以阻止哮喘急性加重进展,故在严重哮喘急性加重治疗中非常重要。

通常可先用雾化吸入,吸入性糖皮质激素(ICS)是最有效的抗炎药物,能减轻哮喘症状,改善肺功能,提高生活质量,降低死亡率。

如果吸入大剂量激素治疗无效、重度急性发作(第4级)或者近期曾经使用激素的患者应该考虑使用全身性皮质激素。一般使用半衰期较短的激素,对严重哮喘甲泼尼龙和琥珀酸氢化可的松首选。严重急性哮喘发作时,应经静脉及时给予琥珀酸氢化可的松(400～1 000mg/d)或甲泼尼龙(80～160mg/d),分次静滴。当症状消失、肺功能恢复到患者个体最佳值时即可停用激素或逐渐减量,并继续用吸入糖皮质激素治疗。无糖皮质激素依赖倾向者,可在短期(3～5天)内停药,有激素依赖倾向者应延长给药时间,控制哮喘症状后改为口服给药,并逐步减少激素用量。尽量避免使用或仅短时间使用地塞米松。

对于紧急治疗有一个"3Ls原则",即不要太晚使用;不要太低剂量;不要太长时限。

(4) 其他紧急处理和严密观察病情:

1) 坐位或者卧床休息。

2) 注意通畅气道,防止误吸和窒息。禁用镇静剂。

3) 进一步监护心电、血压、脉搏和呼吸。必要时进行血气分析、血电解质检测,必要时复查血气分析。

4) 计每小时出入量(特别是尿量)。

5) 建立静脉通道,纠正脱水,充分补充血容量并保持气道湿化。

三、临床表现与进一步评估、救治

1. 初始紧急治疗持续1小时左右检查治疗反应,评估病情是否有所改善,并调整治疗方案。

(1) 显著改善:保持继续吸入短效β_2-受体激动剂和吸入皮质激素,症状缓解后改为2～3小时一次。

(2) 仍为中度哮喘发作:开始治疗后有所改善,仍有中度症状、哮鸣音和辅助呼吸肌动用,PEF达60%～80%预计值或个人最佳值。继续治疗方案如下:

1) 继续大流量吸氧,保持血氧饱和度90%以上(儿童≥95%)。

2) 继续吸入短效β_2激动剂和抗胆碱能药物,1次/小时。

3) 使用皮质激素。

4) 持续治疗1～3小时后再次评估。

(3) 仍为重度哮喘发作:初始治疗后无改善、休息时有重度气促和喘息、辅助呼吸肌肉动用和三凹征、 PEF<60%预计值或个人最佳值或有哮喘死亡的高危因素。继续治疗方案如下:

1) 联合吸入短效β_2激动剂和抗胆碱能药物,1次/小时。

2) 联合使用全身性皮质激素。

3) 联合应用其他平喘药物(茶碱类、抗胆碱类等)。

静脉给予茶碱类药物具有舒张支气管平滑肌,并具有强心、利尿、扩张冠状动脉、兴奋呼吸中枢和呼吸肌的作用。低浓度茶碱具有抗炎和免疫调节作用。支气管扩张效果同β_2-受体激动剂,但因不良反应较大,而且在哮喘急性加重治疗中的作用仍有争议,故仅考虑作为备选药物。氨茶碱0.25mg/次,缓慢静滴,一日原则上不超过4次。2006版GINA推荐方法是:负荷剂量4～6mg/kg,缓慢静脉注射,然后以每小时0.5～0.8mg/kg的速率静滴维持剂量。需要注意的是:由于"起效-中毒间隙"窄,快速静脉用药易引起心律失常、血压下降、甚至死亡,故应监测血药浓度并及时调整浓度和滴速(有效、安全的血药浓度范围为6～15mg/L);老人、幼儿,心、肝、肾功能障碍,及甲亢病人慎用;西咪替丁、大环内酯类和氟喹诺酮类药物等对其清除率有影响。茶碱与糖皮质激素合用有协同作用,但茶碱与β_2受体激动剂联用时可能增加心律失常和对心肌的损害。

吸入或者静脉使用抗胆碱药物,通过阻断节后迷走神经降低迷走神经张力而舒张支气管。吸入抗胆碱药物扩张支气管作用比β_2-受体激动剂弱,起效也较慢,但长期应用不易产生耐药,尤其适用于有吸烟史的老年哮喘患者。与β_2-受体激动剂联合应用具有协同、互补作用。因此，现在主张中度以上哮喘发作应联合吸入β_2激动剂和抗胆碱能药物。常用药物有：异丙托溴铵、氧托溴铵和噻托溴铵。噻托溴铵是新型长效选择性抑制M_3受体的抗胆碱能药物，仅需每天1次。但是妊娠早期，青光眼或前列腺肥大患者应慎用。

4）考虑使用次选平喘药（注射用β_2激动剂、硫酸镁等）：①肠外应用肾上腺素或特布他林等。肾上腺素或异丙肾上腺素静脉滴注或者皮下注射，全天共3次。虽然平喘作用较为迅速，但因全身不良反应的发生率较高，已较少使用。②硫酸镁：作用机制是与钙离子竞争，使细胞内钙离子浓度下降，导致气道平滑肌松弛；减少乙酰胆碱对终板去极化作用，减低肌纤维的兴奋性而使气道平滑肌松弛；抑制肥大细胞内组胺释放的生物学效应；镇静作用等。使用方法：1～2g，静脉缓推（20分钟以上）或者静滴。注意静注速度过快时，可引起心跳缓慢、颜面潮红、血压降低，可能加重病人的嗜睡。

2. 经上述继续治疗1～3小时后再评估，决定进一步治疗。

（1）评估情况分类：

1）显著改善　最后一次吸入药物后的作用能维持60分钟以上，无呼吸困难，体格检查正常，PEF＞70％，呼空气情况下$PaCO_2$＞90％（儿童＞95％）。

2）部分改善　轻至中度气促和喘息或哮喘死亡的高危病人，体检有哮鸣音、辅助呼吸肌动用、胸骨上窝凹陷，PEF＜70％，$PaCO_2$无改善。

3）无改善或者恶化　严重气促和喘息、嗜睡或意识模糊或哮喘死亡的高危病人，满肺高调哮鸣音或哮鸣音消失伴呼吸音减弱、辅助呼吸肌动用、三凹征，PEF＜30％或无法检测，$PaCO_2$＞45mmHg，PaO_2＜60mmHg。

（2）处理方法：

1）回家居家观察治疗：对显著改善者采用。

继续规律吸入β_2激动剂考虑口服皮质激素递减疗法。

指导正确用药（尤其是吸入药物的使用方法）。

建立随访和长期治疗的计划。

2）住院治疗：对部分改善和无改善、甚至恶化者。

吸入短效β_2激动剂和抗胆碱能药（1次/2小时）。

吸氧。

充分补充血容量并保持气道湿化。

全身性皮质激素。

联合应用其他平喘药（静脉使用茶碱类、抗胆碱类等）。

考虑使用次选平喘药：除注射用β_2激动剂、硫酸镁外，可以考虑：①新型吸入麻醉剂异氟醚吸入：本品对心血管系统影响小，对肝、肾无损害，不宜燃烧。使用方法：以1.5％～2％浓度与氧气一起吸入。作用机制是松弛呼吸肌和支气管平滑肌，降低胸肺弹性阻力及气道阻力；抑制自主呼吸、克服间歇正压通气时吸气峰压过高及人机呼吸拮抗的矛盾；降低迷走神经张力，而使气管插管和吸痰等操作更安全。②吸入氦（He）－氧（O_2）混合气体：作用机制是氦气具低密度的特性能使哮喘时气道狭窄和分泌物潴留引起的涡流减轻，使气道阻力下降、呼吸做功减少，耗氧和二氧化碳生成减少；氦气能增加二氧化碳的弥散和排出；氦气能改善肺泡通气，有利于气体交换。使用方法是通过呼吸面罩吸入氦－氧混合气体，流速为12L/min，根据低氧血症的严重程度，使混合气体内氧浓度调节在25％～40％之间。

监测临床表现、PEF、血气、电解质及血茶碱浓度。

控制感染：重度哮喘发作易于并发感染的原因包括：气道炎症、支气管痉挛和黏液痰栓使痰液引流不畅；糖皮质激素的大量使用，抑制了机体的免疫力；氨茶碱可降低中性粒细胞的趋化力和吞噬作用。抗生素的选择原则：静脉给药；先根据经验选用广谱抗生素，以后参考痰细菌培养药敏试验结果和所用药物的临床疗效调整方案；注意药物对肝、肾功能的影响、药物间的相互作用。

防治并发症、脱离可疑过敏源。常见并发症有气胸和纵隔气肿、黏液痰栓阻塞气道、急性呼吸衰竭等。

条件允许进行胸部X线检查排除气胸。发现气胸穿刺或闭式引流。

6～12小时无改善则需入住ICU治疗。

3）入住ICU治疗：对部分改善，甚至恶化者。

更加密切观察病情变化，上述治疗无效，可以进行呼吸支持（多用于危重患者）：① 意识清楚的低氧血症患者可试用无创正压通气。② 考虑气管插管和机械通气。指征是：PEF继续下降、低氧/高碳酸血症不断加重、意识障碍、呼吸抑制、心跳呼吸停止及对抗面罩给氧和无创通气无效或者不能耐受等。PaO_2＜60mmHg，$PaCO_2$＞50mmHg，pH＜7.20。要注意：潮气量不宜过大，以免使更多的气体陷闭肺内，增加肺泡内压，加重肺内通气/血流比例失调；当人－机呼吸拮抗时，可用安定10～20mg或氯胺酮50mg静脉注射，也可以用肌肉松弛剂琥珀胆碱50～100mg加入5%葡萄糖液100ml内静脉滴注；气管插管的内径应大一些，成人不应少于8mm；气道阻力过大时，应及时吸痰，并经呼吸机管道旁附加的雾化室吸入β_2激动剂或0.5%氟烷；呼吸机最大吸气压不宜超过50cmH_2O；作好气管内湿化，防止黏液痰栓的形成。

反复评估病情变化，继续重复后续处理。必要时尽快请相关专家会诊。

3. 出院或者回家标准　① PEF＞预计值或个人最佳值的60%。② 口服或者吸入平喘药物可以维持。但是出院或者回家后仍然需要继续家庭治疗。

急性卒中抢救流程
(Acute Stroke)

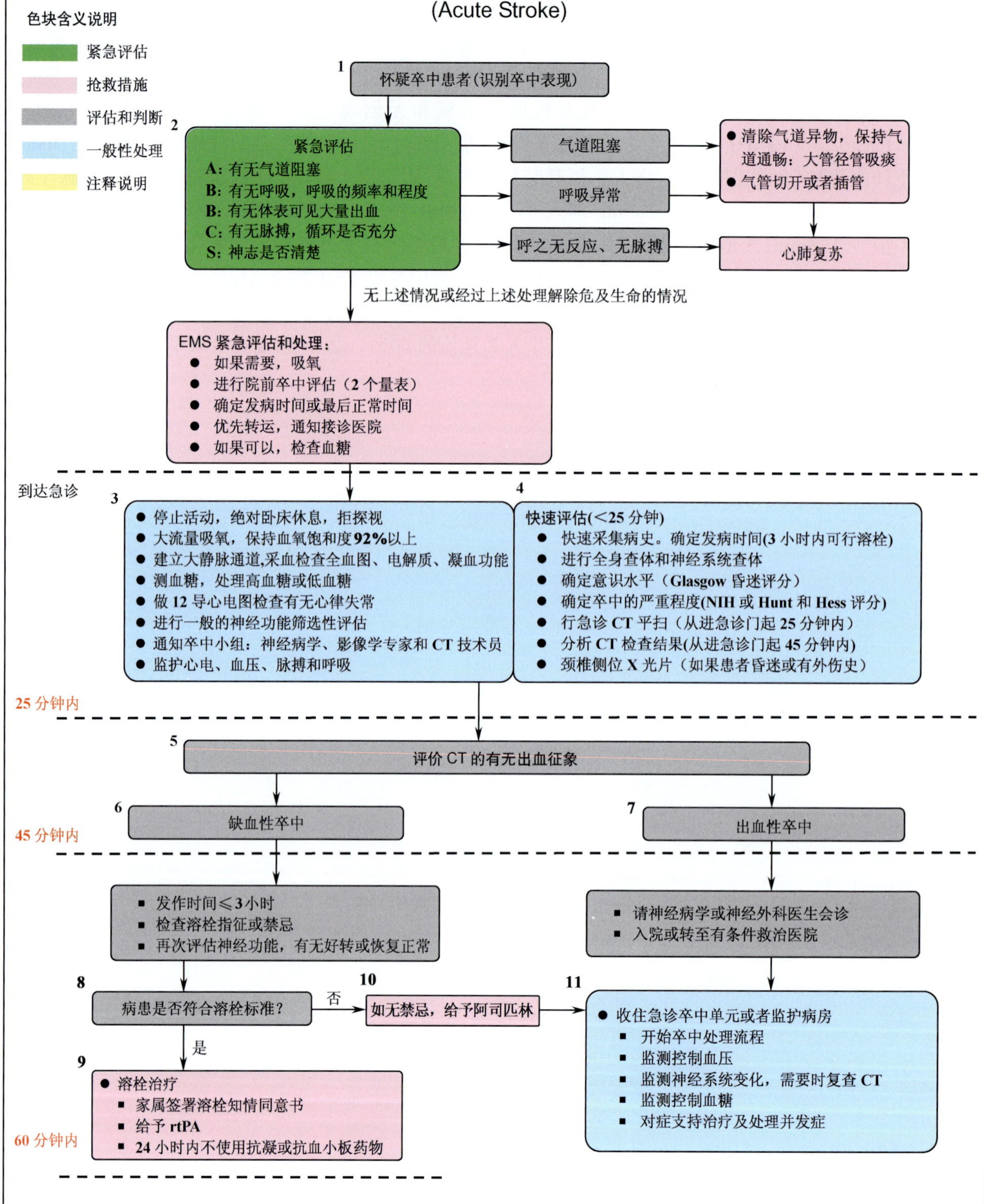

第十四章

急性卒中抢救流程

(Stroke)

卒中是由脑局部血供异常而引起的神经功能损伤,并可导致脑损伤。

急性卒中分为出血性和缺血性卒中两大类。出血性卒中包括脑出血和蛛网膜下腔出血;缺血性卒中分为脑血管栓塞和脑血栓形成。

卒中是导致人类死亡的前三位原因之一。中国每年约有百万人发病,死亡率约为 25%,残疾率大于 70%。以往对于卒中患者的抢救与处理以对症支持为主。近年来,由于早期诊断、早期治疗(尤其是溶栓治疗)的发展,改善了预后,并减少了死亡率。脑卒中治疗的目标是脑损伤最小化和康复最大化。为此,2007 年 5 月美国心脏协会和美国卒中协会(AHA/ASA)联合发布了《2007 成人缺血性脑卒中早期治疗指南》和《2007 成人自发性脑内出血治疗指南》。上述两指南及《2005 心肺复苏与心血管急救指南》将卒中处理要点总结为 7 个"D",便于急救医疗人员掌握记忆:

Detection (发现):识别卒中的症状和体征

Dispatch (派遣):拨打急救电话,EMS 优先派遣

Delivery (转运):迅速运输,院前通知医院

Door (到医院):即时急诊分诊

Data(数据):急诊评估,迅速进行实验室和 CT 检查

Decision(决策):诊断和决定适合的治疗

Drug (用药):给予适当的药物和其他干预措施

每一个环节的处理都应熟练而准确到位。前 3 个"D"是指由 EMS 急救人员和目击者提供的院前发现阶段,目标是确定卒中的症状和体征,并将患者送至有条件在到达急诊后 1 小时内开始溶栓治疗的医院。后 3 个"D"在院内进行,资料收集包括进行 CT 扫描(Data),对有明确溶栓适应证者作出决策(Decision),并进行有效的药物治疗(Drug)。

一、紧急评估、紧急处理

1. 紧急评估有无危及生命的情况　急性卒中和心肌梗死是心跳呼吸骤停的最重要原因之一。无论在现场或是医院,均应该将紧急评估、早期识别放在第一位。

采用"ABBCS 方法"快速评估,利用 5~20 秒快速判断患者有无危及生命的最紧急情况:

A. 气道是否通畅

B. 是否有呼吸

B. 是否有体表可见大量出血

C. 是否有脉搏

S. 神志是否清醒

气道阻塞是许多卒中患者存在的问题,常常危及生命,尤其是对于意识丧失的患者。而分泌物和胃内容物的吸入会恶化病情,更易致死。

2. 如果有上述危及生命的紧急情况应迅速解除 维持气道通畅：应视患者情况采用气道通气技术，对昏迷时间长、喉梗阻、有气道清洁和保护需要、插管时间过长的卒中患者应该考虑气管切开。

二、次级评估与救治

1. 早期快速评估 急诊科应在接到通知后尽快做好接诊准备，以便患者到达后可立即进行评估和处理。表 14-1 所示为要求溶栓治疗患者完成各种诊断性检查所需时间的最大值。

表 14-1 NINDS 卒中院内急诊评估时间程序表

溶栓治疗患者完成各种诊断性检查	所需时间的最大值
接诊医生检查	10 分钟
完成 CT 检查	25 分钟
完成 CT 阅片	45 分钟
开始进行治疗	60 分钟
住入监护病房	3 小时

早期快速评估主要包括以下内容：卒中筛选或评分；卒中患者的意识状态；卒中类型（出血或非出血）；卒中定位（颈动脉或椎－基底动脉）和卒中的严重程度。上述内容要在 10～45 分钟内完成。

对于怀疑急性卒中的患者，接诊医师应该在 10 分钟内进行下述快速检查和评估。

(1) 卒中筛选或评分：

1) 简洁而有目的地询问重点病史和进行体格检查，了解有无暗示卒中的病史和症状，注意包括急性卒中溶栓治疗的适应证及禁忌证。

卒中的常见症状见表 14-2。

表 14-2 卒中的常见症状

症 状	表 现
偏侧麻痹	通常为一侧肢体无力、笨拙或沉重
偏侧麻木	常为一侧肢体感觉缺失、针刺感或感觉异常
语言障碍	失语症或构音困难
单眼盲视	无痛性单眼视觉丧失
共济失调	平衡困难，蹒跚步态、摇晃欲倒及一侧肢体运动失调
眩晕	静息时持续性视物旋转
突然不明原因头痛	

虽然眩晕常为非血管性疾病的常见症状，但是很少孤立存在，至少应该同时存在一个 TIA 或卒中的其他症状。

除了这些常见症状外，还可能出现的症状有：复视、恶心或呕吐、木僵或昏迷、吞咽困难、声嘶和肢体震颤等等。

2) 卒中筛选评分：可以通过完成评分表有规范性进行卒中筛选。《2005 心肺复苏与心血管急救指南》及 2007 两个国际卒中指南都推荐使用辛辛那提(Cincinnati)院前卒中评价表（表 14-3）和洛杉矶(Los Angeles)院前卒中筛选表（表 14-4）进行卒中院前筛选或者紧急卒中筛选评估。

表 14-3 辛辛那提(Cincinnati)院前卒中评价表

检查项目	正 常	异 常
面肌运动（示齿或发笑）	两侧面肌运动对称完好	一侧面肌运动差
上肢运动（闭眼抬上肢 10 秒钟）	两侧上肢运动对称完好	一侧上肢不动或很快下垂
言语异常	言语正常	言语缓慢，用语错误或不能言语

Cincinnati院前卒中评分如发现面瘫、上肢活动障碍和言语异常其中任何一项异常均提示卒中。其单项异常的敏感性为59%,特异性为89%。

表 14-4　洛杉矶(Los Angeles)院前卒中筛选表(LAPSS)

标　准	在下列选择项下划√		
	是	不　详	否
1. 年龄>45岁			
2. 无癫痫史			
3. 症状持续<24小时			
4. 患者平常不坐轮椅或卧床			
5. 血糖在1.1～3.3mmol/L(40～60mg/dl)			
6. 下面3项有明显的不对称:	相等	右弱	左弱
表情			
咀嚼			
上肢肌力			

如果前5项选项是"是"或"不详",第六项为单侧弱,则符合卒中标准

LAPSS要求检查者除外其他原因引起的意识障碍(癫痫史、严重高血糖或低血糖),证实鼻唇沟、握力或肌力改变为非对称性,这种非对称性常提示卒中可能。但如果LAPSS为阴性,并不能完全除外卒中。LAPSS特异性为97%,敏感性为93%。

(2) 评估患者的意识状态:昏迷、对外界刺激缺乏反应是大脑半球或脑干受损的结果。发病后数小时内意识障碍逐渐加重常表明存在伴有颅内压增高的严重脑损伤。Glasgow昏迷评分表可检查睁眼反应,言语反应及肢体运动。它适用于评估意识改变患者初期神经功能损伤的严重性。

(3) 评估卒中的类型:评估卒中的类型是缺血性或出血性十分重要。但两型的病史及体征有部分重叠(表14-5),不能单靠临床表现进行诊断,可首选CT平扫来鉴别出血性与缺血性卒中。

表 14-5　出血性和缺血性卒中的临床特点

	头　痛	意 识 障 碍	定 位 体 征
脑梗死	中度	轻度	重度
颅内出血	重度	重度	重度
蛛网膜下腔出血(SAH)	重度	中度	轻度

(4) 卒中的定位:清醒患者应检查其高级皮质、语言、视觉、脑神经、运动和感觉功能。神经体征有助于确定是颈动脉或椎-基底动脉系统梗死。交叉性(伴有对侧运动或感觉障碍的脑神经麻痹)或双侧受损体征提示梗死位于脑干。特殊形式的功能缺损,如纯感觉区卒中、构音障碍-手笨拙综合征等,常提示小血管病变所致皮质下或腔隙性梗死。

(5) 卒中的影像学检查:只要病情允许,应尽早进行头部影像学检查。卒中的急诊影像学检查评估可以明确症状是否由脑卒中引起,鉴别脑梗死与脑出血,确定脑卒中的最可能病因以及排除脑出血,以便抗凝或溶栓治疗。缺血性卒中在发病6小时内脑部CT/MRI有可能表现正常,但脑出血在发病时即可显示。

1) CT是鉴别脑梗死与脑出血或其他颅内占位性病变的最重要手段。可准确、清楚地显示脑卒中的部位、出血量、占位效应、是否破入脑室或蛛网膜下腔及周围脑组织受损的情况。为了避免血肿和增强剂的混淆,应做CT平扫,而不建议做增强CT。对根据临床表现怀疑为蛛网膜下腔出血的患者,尽管无CT阳性表现,在排除颅内高压后,也应做腰穿检查。

脑出血 CT 扫描示血肿灶为高密度影，边界清楚，CT 值为 75～80Hu；在血肿被吸收后显示为低密度影。血量的估算：根据 CT 影像估算出血量的方法：出血量＝0.5×最大面积长轴(cm)×最大面积短轴(cm)×层面数。

在脑梗死发病早期可能发现一些轻微的改变：大脑中动脉高密度征；皮质边缘（尤其是岛叶）以及豆状核区灰白质分界不清楚；脑沟消失等。

蛛网膜下腔内显示高密度影可以确诊蛛网膜下腔出血。

2）在有条件情况下可进行脑部 MRI，但这不作为常规检查。对急性期脑出血的诊断 CT 优于 MRI，但 MRI 检查能更准确地显示血肿演变过程，对某些脑出血患者的病因诊断会有所帮助，如发现瘤卒中、脑动脉畸形及动脉瘤等。弥散加权成像(DWI)可以早期显示脑梗死患者缺血组织的大小、部位，甚至可显示皮质下、脑干和小脑的小梗死灶。

3）脑血管造影可清楚显示异常血管及显示出造影剂外漏的破裂血管和部位，是诊断颅内动脉瘤最有价值的方法。中青年非高血压性脑出血，或 CT 和 MRI 检查怀疑有血管异常时，或者准备行手术治疗的不明原因的脑出血应进行脑血管造影检查。对许多疑为动脉瘤所致的蛛网膜下腔出血可行急诊脑血管造影，必要时还可行动脉瘤线圈栓塞、动脉成形术及动脉内溶栓等神经介入治疗。CT 血管成像(CTA)和 MR 血管成像(MRA)是无创性的脑血管显影方法，但是不能代替脑血管造影。主要用于有动脉瘤家族史或破裂先兆者的筛查，动脉瘤患者的随访以及急性期不能耐受脑血管造影检查的患者。

此外，还可选择性地进行超声心动图、颈动脉超声及经颅多普勒检查。

(6) 卒中的严重程度：卒中严重程度的判断与病情预后的判断、治疗方法的选择密切相关。AHA《2007 卒中指南》和《2005 心肺复苏指南》推荐使用美国国家卒中研究所(NIHSS)制订的缺血性卒中评分表(表 14-6)，该表不仅可信度高、便于操作，而且是选择不同治疗方法的依据。但是 NIHSS 评分表并不是一个完整的神经查体方法（比如：无步态和脑神经功能损伤），更详细的神经功能评估可依据具体病例而定。

表 14-6 NIH 卒中评分表(快捷版)

项目	分类	评分	基线日期/时间	日期/时间
1a. 意识水平(LOC)	清醒	0		
（清醒、嗜睡等）	嗜睡	1		
	昏睡	2		
	昏迷	3		
1b. 定向提问题	回答均正确	0		
（日期、年龄）	回答正确一个	1		
	回答均不正确	2		
1c. 指令反应	全部完成	0		
（睁眼、闭眼、握拳、行走）	完成一个	1		
	全部没完成	2		
2. 动眼试验	正常	0		
（嘱患者睁眼，眼球随检查者手指运动）	部分正常	1		
	强直偏斜	2		
3. 视野	正常	0		
（通过视觉刺激检查患者各个视野）	部分偏盲	1		
	完全偏盲	2		
	双侧偏盲	3		
4. 面瘫	正常	0		
（示齿、扬眉和闭眼抵抗力）	轻微	1		
	部分	2		
	完全	3		

续表

项　　目	分　　类	评　　分	基线日期/时间	日期/时间
5a. 上肢运动——左侧 （抬高肢体呈 90°，然后观察有无下坠/移动）	正常 下坠 不能抵抗地球引力 无力抵抗地球引力 无移动 截肢、关节融合（注明）	0 1 2 3 4 9		
5b. 上肢运动——右侧 （抬高肢体呈 90°，然后观察有无下坠/移动）	正常 下坠 不能抵抗地球引力 无力抵抗地球引力 无移动 截肢、关节融合（注明）	0 1 2 3 4 9		
6a. 下肢运动——左侧 （抬高肢体呈 90°，然后观察有无下坠/移动）	正常 下坠 不能抵抗地球引力 无力抵抗地球引力 无移动 截肢、关节融合（注明）	0 1 2 3 4 9		
6b. 下肢运动——左侧 （抬高肢体呈 90°，然后观察有无下坠/移动）	正常 下坠 不能抵抗地球引力 无力抵抗地球引力 无移动 截肢、关节融合（注明）	0 1 2 3 4 9		
7. 肢体共济失调 （指鼻试验、跟膝胫试验）	无 一个肢体存在 两侧肢体存在	0 1 2		
8. 感觉 （针刺检查双侧面部、上下肢、躯干感觉）	正常 部分缺失 严重缺失	0 1 2		
9. 语言功能 （姓名、看图说话和读句子）	无失语症 轻到中度失语症 严重失语症 哑	0 1 2 3		
10. 构音障碍 （让患者读句子评估语言清晰度）	正常清晰度 轻到中度构音障碍 难以明白或更严重 插管或其他身体障碍	0 1 2 9		
11. 消退或忽视 （用前面检查的信息来识别疏忽或双重刺激试验）	无 部分（一种感觉形态） 完全（两种感觉形态）	0 1 2		

（7）卒中的鉴别诊断：局灶脑功能障碍是卒中标志性症状，非血管性神经疾病则极少有此表现。但是如果患者昏迷而且无法采集病史，则可能需要更多的鉴别诊断（表 14-7）。如果患者在数日后病情逐渐恶化，则可能为非血管性疾病。

表 14-7 卒中的鉴别诊断

- 出血性卒中
- 缺血性卒中
- 颅脑或颈部外伤
- 脑膜炎或脑炎
- 高血压性脑病
- 颅内占位肿物(肿瘤、硬膜下或硬膜外血肿)
- 伴有持续性神经体征的癫痫发作(Todd's 麻痹)
- 伴有持续性神经体征的偏头痛
- 代谢紊乱[高血糖(非酮症性高渗昏迷)、低血糖、停搏后缺血、中毒、内分泌紊乱、尿毒症]
- 精神症状
- 休克和中枢神经系统低灌注

综上述,对于急诊可疑卒中患者可能进行的检查见表 14-8。但 2007 年 AHA/ASA 联合发布的脑卒中指南建议在急诊评估中仅进行有限的血液学、凝血和生化检查。

表 14-8 急诊可疑卒中患者可能进行的检查

检查项目	是否检查	检查时间
所有患者:		
脑部 CT(在有条件部门,脑部 MRI)		
心电图		
血糖		
血电解质		
肾功能		
全血计数,包括血小板计数		
凝血酶原时间/ 国际标准化率(INR)		
部分凝血酶原激活时间		
有选择病例检查:		
肝功能		
毒理筛查		
血液酒精检查		
妊娠试验		
氧饱和度或动脉血气分析(若疑诊低氧血症)		
胸部 X 线(若疑诊肺部疾病)		
腰穿(若疑诊蛛网膜下腔出血,而 CT 检查无出血)		
脑电图(若疑诊癫痫)		

2. 紧急处理和严密观察病情

(1) 停止活动,绝对卧床休息,拒探视。

(2) 保持气道和进一步维持气道通畅:对急性卒中患者,在其意识水平下降或延髓障碍导致气道损害时，推荐气道支持和辅助通气。此外，低碳酸血症可使血管收缩，使脑血流迅速降低。PCO_2降低5～10mmHg，颅内压可降低25%～30%。采用气管插管给予过度通气，一般PCO_2降低30分钟后，会出现颅内压降低，但是持续6小时后可能出现回升。过度通气的PCO_2目标值为30～35mmHg，过低并非更有利。如颅内压对过度通气无反应，提示患者预后差。

（3）吸氧：氧气4L/min，维持动脉氧饱和度≥92%。

（4）建立大静脉通道，滴注生理盐水或林格液75～100ml/h。除非患者有低血压，一般应该避免快速灌注，以防增加脑水肿的危险性。避免使用5%葡萄糖溶液和过度补液，此类液体的低张性可加重脑水肿。

（5）进一步监护心电、血压、脉搏和呼吸。

3. 为控制危险因素和防治并发症的对症治疗

（1）纠正高体温：每4小时一次监测体温。如果体温＞37.5℃应该给予对乙酰氨基酚（10～15mg，4小时一次）；如果体温＞39.4℃应该使用降温毯和冰袋；但体温≤33℃可能增加并发症，包括低血压、心律失常、心衰、肺炎、血小板减少症及复温时颅内压反跳性增高。

（2）维持正常血糖：卒中发生后急诊治疗之前的血糖水平是很高的。患者入院后需要立即检查血糖，治疗用液建议使用生理盐水，治疗过程中应在床旁监测血糖，并使患者维持正常的血糖水平。当血糖＞10mmol/L（200mg/dl）时开始使用胰岛素治疗。如低血糖，则静注50%葡萄糖。

（3）控制血压：对于急性缺血性卒中或出血性卒中后血压处理是有争论的。在缺血性或出血性脑卒中后常会出现高血压，但多为反应性血压升高。一般勿需降血压处理，大多数患者在疼痛、躁动、呕吐及颅内压增高得到控制后，血压自然会下降。而且抗高血压治疗可降低灌注压，可能导致脑卒中恶化，加之卒中患者对抗高血压治疗可能比其他疾病患者敏感，所以急诊处理需要慎重，并根据卒中类型、可能治疗方向进行选择。对于血压的处理也应该注意个体差异。

对血压过低者应给予升压治疗，以保持其脑灌注压并应查找低血压的原因。措施包括：补充血容量、使用升压药物、寻找造成低血压的原因（如酸中毒、脱水、消化道出血、心源性或感染性休克）并及时纠正。

（4）癫痫的处理：反复发作的癫痫是可能恶化病情、威胁生命的卒中并发症，应加以控制。首选静注抗癫痫药物，苯二氮䓬类是癫痫治疗的一线药物。可静注地西泮，每次5～10mg，给药时间2分钟左右。也可用劳拉西泮，每次1～4mg，给药时间2～10分钟。疗效不佳时可重复使用上述二药，但应注意其呼吸抑制作用。由于劳拉西泮半衰期短更为适用。同时可使用长效抗癫痫药物，如苯妥英钠或苯巴比妥等。其他的支持治疗包括保持气道通畅、供氧及维持正常体温。脑叶出血的患者在发病后立即短期预防性应用抗癫痫药，可能降低其早期癫痫发作的风险。

（5）颅内高压的处理：卒中发病后第1周内主要致死因素是脑水肿和颅内高压，但只有10%～20%脑卒中患者发展为足以恶化病情的脑水肿。治疗目的是使增高的颅内压降低，维持脑灌注压防止缺血的恶化，预防脑疝。

颅内压（ICP）＞200mmH_2O超过5分钟应给予降颅内压处理。治疗目标：ICP应＜200mmH_2O，脑灌注压（CPP）＞70mmHg。理想的血浆渗透压：310～340 mOsm/L。怀疑有脑水肿时，可通过气管插管和过度通气，适当控制液体入量，床头抬高20°～30°、吸氧和通气支持（避免低氧血症和通气不足），控制躁动和疼痛，使用药物来降低颅内压。

1）通过气管插管和过度通气的方法降低动脉血二氧化碳分压（$PaCO_2$）是即将发生脑疝时最迅速、有效的降低颅内压方法。理想的$PaCO_2$是4.0～4.7kPa。

2）药物降低颅内压：

甘露醇：为首选药物。甘露醇可减少间脑的占位效应和增加脑灌注压，0.25～0.50g/kg在20分钟内迅速静滴，每隔6小时重复，最大剂量为每天2g/kg。通常在用药后20分钟起效，8g甘露醇大约能带出100ml水分。甘露醇低剂量（每隔4小时给20～50g）使用也是控制颅内压的方法，但起效稍慢。常见的副作用有短暂头痛、眩晕、视力模糊、畏寒，大剂量可致肾功能衰竭、酸中毒、电解质紊乱，故应尽量减少用量。一般情况下甘露醇无或有轻度反跳。也可给予山梨醇。

此外,呋塞米、高渗盐液或乙酰唑、白蛋白胺(酌情静脉给予)也有助于降低颅内压。呋塞米可与甘露醇山梨醇交替使用,以防止脱水剂停用后的"反跳"现象。

大剂量巴比妥类药物(如硫喷妥钠 1～5mg/kg)可迅速降低颅内压,并抑制脑电活动。由于大剂量使用巴比妥类药物可以抑制呼吸并产生血管扩张和心肌抑制作用,故须在机械通气和密切监测血压的情况下使用。巴比妥诱发的昏迷会掩盖临床反应,如果出现需监测颅内压以评估治疗反应。

不要轻易使用激素,因为即使对于已经出现脑水肿的患者,激素也可能不一定有益而是有害。所以激素使用与否以及使用的剂量应该经过临床医生的慎重考虑。

3) 一般不提倡常规测定颅内压,其价值尚未确定。

4) 对于出现高颅压、颅内出血和水肿或明显占位效应的患者,手术减压是挽救生命的一个重要手段。脑卒中后的小脑出血或水肿经过外科治疗可明显改善病情,药物和通气对小脑损伤患者 ICP 的控制作用不如手术治疗明显。

(6) 心脏功能监测和心脏问题处理:危及生命的心律失常是卒中的潜在早期并发症,尤其是颅内出血患者。卒中后常出现高血压,也可出现不典型或无显著症状的心肌梗死。如怀疑急性或再发心肌梗死,应做12 导联心电图,同时应尽可能排除左心室附壁血栓。在心血管检查时也要注意心脏心音、动脉杂音、无脉或其他异常情况。但是 2005 心肺复苏指南明确提出为了尽快诊断病情,除非最近有急性心梗或者引发栓塞的心律失常(如房颤),应该行头颅 CT 检查后再进行 12 导联心电图。总之,持续监测心律和全身灌注情况也是卒中患者早期处理的重要部分。

(7) 其他:如缓解疼痛。

三、临床表现与进一步评估、救治

目标是进行必要的评估、判断;根据卒中类型进行再灌注和辅助治疗;对出血性脑卒中/缺血性脑卒中进行危险分层、监护,判断和确定患者发展趋势。

(一) 脑出血

1. 根据出血部位和出血量决定手术治疗方案

目的:尽快清除血肿血凝块、降低颅内压、挽救生命;尽可能早期减少血肿对周围脑组织压迫,降低致残率;明确和去除原发病因如血管畸形;防止脑积水等并发症的发生。

脑内出血的手术治疗指征:发病时的意识障碍较轻微,有一定的神经功能障碍,其后病情逐渐恶化,颅压持续升高,经手术治疗可能逆转者;CS 评分≥5 分,呈浅昏迷至中度昏迷,不完全或完全性偏瘫,脑疝早期;出血的部位表浅,如脑叶出血、壳核出血或经壳核向苍白球及外囊扩展;非高龄患者的脑内出血,其颅腔容积代偿能力较差而手术耐受能力较强者;因血管畸形或动脉瘤所致的脑内出血,以去除血肿和原发病灶。

(1) 基底节区出血:

小量出血:严密观察和止血药物治疗。

中量出血:壳核出血≥30ml,丘脑出血≥15ml。根据病情、出血部位和医疗条件,在合适时机选择微创穿刺血肿清除术或小骨窗开颅血肿清除术,及时清除血肿。

大量出血或脑疝形成:多需外科行去骨片减压血肿清除术。

(2) 小脑出血:易形成脑疝。对出血量大(≥10ml 或直径≥3cm)或合并明显脑积水的患者,有条件的医院应尽快手术治疗。

(3) 脑叶出血:高龄患者常为淀粉样血管病出血,除血肿较大危及生命或由血管畸形引起需外科治疗外,宜行内科保守治疗。

(4) 脑室出血:

1) 轻型:部分脑室出血可行内科保守治疗。

2) 重症全脑室出血(脑室铸形):手术清除或脑室穿刺引流加腰穿放液治疗。

(5) 蛛网膜下腔出血:依据脑血管异常病变、病情及医疗条件等选用血管内介入治疗、开颅手术或放射外科等治疗。患者一般情况尚好和神经功能状况稳定(Hunt 和 Hess 分级≤Ⅲ级)可进行早期手术(≤96 小时)。蛛网膜下腔出血后合并有占位效应的大血肿,CT 扫描发现明显脑水肿,伴有持续性血管痉挛的表现和 Hunt 和 Hess 分级≥Ⅲ级,应在病情稳定和神经功能改善后选择手术治疗。

2. 止血药物 一般不用,若有凝血功能障碍应用时间不超过 1 周。抗纤溶药物:为了防止动脉瘤周围的血块溶解引起再度出血,可用抗纤维蛋白溶解剂,以抑制纤维蛋白溶酶原的形成。抗纤溶治疗可以降低再出血的发生率,但同时也增加脑血管痉挛和脑梗死的发生率,建议与钙离子通道阻滞剂同时使用。常用药物:6-氨基己酸(EACA)、止血芳酸(PAMBA)或氨甲环酸(止血环酸)。

3. 其他对症治疗

(1) 纠正水、电解质、酸碱平衡失调。

(2) 镇静剂:烦躁者予镇静药;如出现惊厥,给予抗惊厥药物,如地西泮、卡马西平或丙戊酸钠。大多数惊厥发生于脑内出血的 24 小时内。对于没有继续出现惊厥的患者,抗惊厥治疗持续 1 个月即可。如患者于发病 2 周后仍有惊厥发生,则需要长期抗惊厥治疗。

(3) 高血压处理:2007 年 AHA/ASA 联合发布的《成人自发性脑内出血治疗指南》对自发性脑出血血压升高时的治疗建议是:

—如果收缩压≥200mmHg 或平均动脉压>150mmHg,在降颅压的同时可慎重平稳降血压,持续静脉使用药物积极降低血压,每 5 分钟监测血压一次。使血压维持在略高于发病前水平或 180/105mmHg 左右。降压幅度不宜过大,否则可能造成脑低灌注,加重脑组织损伤,颅内压增高时尤为如此。脑灌注压(CPP)应维持在 70mmHg 以上(CPP=平均动脉压 MAP-颅内压 ICP)。

—如果收缩压>180mmHg 或平均动脉压>130mmHg,并有疑似颅内压升高的证据,要考虑监测颅内压,用间断或持续的静脉给药降低血压,以保证脑灌注压>60~80mmHg。

—如果收缩压>180mmHg 或平均动脉压>130mmHg,没有疑似颅内压升高的证据,要考虑用间断或持续的静脉给药轻度降低血压(例如,平均动脉压 110mmHg 或目标血压为 160/90mmHg),每隔 15 分钟给复查血压一次。

—降压药物可以选择拉贝洛尔或者硝普钠,也可以选择钙拮抗剂、β-受体阻滞剂、血管紧张素转换酶抑制剂等。

(4) 镇痛药:可用于严重头痛患者。慎用阿司匹林等可能影响凝血功能的非甾体类抗炎药。慎用吗啡、哌替啶等可能影响呼吸功能的药物。

(5) 治疗高热:冰毯降温或(和)给予对乙酰氨基酚。

(6) 防治继发感染:酌情给予抗菌药物。

(7) 亚低温治疗是辅助治疗脑出血的一种方法,宜尽早使用。

(二) 缺血性脑卒中

1. 静脉溶栓治疗 静脉使用 rtPA 是唯一得到 FDA 批准的治疗急性缺血性卒中患者的药物治疗方法。对于卒中发生 3 小时之内的大多数患者,该方法可改善他们的结局。越早治疗(尤其是 90 分钟内),患者的结局越好。晚一些的治疗(90~180 分钟)也是有效的。严重卒中的患者(NIHSS 评分>22)预后很差,但文献报导 rtPA 对此也是有阳性治疗效果的。神经功能缺损严重的患者有相当大的出血风险,所以要谨慎决定是否使用 rtPA。rtPA 与症状性颅内出血有关,这可能是致命的。

(1) 输注 rtPA 0.9mg/kg(最大剂量 90mg),先推注 10%(1 分钟),其余剂量持续 60 分钟静滴。

(2) 收入重症监护室或卒中单元监护。

(3) 定时进行神经功能检查,在输注 rtPA 过程中每 15 分钟一次,此后每 30 分钟一次,共检查 6 小时,然后每小时一次直至 rtPA 治疗后 24 小时。

(4) 如果患者出现严重头痛、急性高血压、恶心或呕吐,停药(如果仍在给予 rtPA),查急诊 CT。定时测量血压,最初 2 小时每 15 分钟一次,随后的 6 小时每 30 分钟一次,最后每小时一次直至 rtPA 治疗后 24 小时。如果收缩压≥180/105mmHg,要提高测血压的频率,并给予降压药以维持血压低于该水平。

(5) 推迟放置鼻胃管、导尿管或动脉内测压导管。

(6) 使用 rtPA 后 24 小时，在开始使用抗凝剂或抗血小板药前，复查 CT。

(7) 不推荐静脉链激酶治疗卒中，也不推荐在临床试验之外静脉给予安克洛酶、替奈普酶、瑞替普酶、去氨普酶、尿激酶或其他血栓溶解剂。

注意再灌注时间：发病-用药(溶栓)时间为≤3 小时

2. 动脉溶栓治疗 动脉内溶栓治疗对于发病时间超过 3 小时无法进行静脉内溶栓治疗的患者或许是一个可选择的治疗方法，但这不是常规使用的疗法，可以根据各医疗单位的实际情况选用。在开始治疗之前，医生必须向家属和患者说明此疗法是一个风险较大的实验性治疗方法，目前的研究数据较少，而样本数均偏小，代表意义非常有限，至今为止尚无比较 3 小时治疗窗内静脉内和动脉内使用 rtPA 治疗效果的研究。

(1) 动脉内溶栓可以用于有大脑中动脉闭塞引起的严重卒中患者，病程短于 6 小时，某些方面不适于静脉 rtPA 治疗。动脉溶栓治疗适用于有静脉溶栓禁忌证的患者，如近期手术。

(2) 要求在经验丰富的卒中中心才可以进行，中心能够立即进行脑血管造影并有训练有素的介入医师。鼓励机构制定标准以认证能胜任动脉溶栓的人。

(3) 如果患者适于静脉 rtPA 治疗，则不宜进行动脉溶栓。

3. 辅助抗凝治疗

(1) 抗凝药治疗：使用抗凝药治疗急性缺血性卒中已经超过 50 年了。这些药物现在还在普遍使用。虽然应用广泛，但对急诊抗凝治疗的应用问题存在争论。分歧主要在于最佳的药物、用药常规、开始治疗时弹丸注射的剂量、抗凝的水平以及治疗持续的时间。

目前的研究发现，早期应用肝素或低分子肝素不能降低早期卒中再发的风险(包括心源性栓塞)，也不能降低和改善早期神经功能恶化的风险与结局；抗凝药物作为机械或药物溶栓的辅助治疗的作用尚未明确。而且最近的临床试验表明早期使用肝素或低分子肝素可增高出血并发症风险，增加缺血性卒中的症状性出血转化的风险(尤其是严重卒中者)。

因此，对于治疗急性缺血性卒中患者，目前不建议将紧急抗凝用于预防早期复发性卒中、阻止神经症状恶化或改善结局。如果患者适合静脉溶栓，不应该用紧急抗凝代替静脉溶栓。不建议将紧急抗凝用于中度到重度卒中的患者，因为它能增加严重颅内出血并发症的风险。不建议在静脉给予 rtPA 后 24 小时内使用抗凝药物或抗血小板药物开始抗凝治疗。

(2) 抗血小板药物：2003 年的指南推荐阿司匹林可在卒中后使用，这与最近的 AHA 及美国卒中协会联合制定的指南是一致的。

推荐在卒中后 24～48 小时内，口服阿司匹林(初始剂量为 325mg)。但阿司匹林不能替代急性缺血性卒中急性期的其他治疗措施，尤其不能替代静脉应用 rtPA。阿司匹林不能在溶栓治疗 24 小时内使用。

急诊给予氯吡格雷治疗急性卒中患者尚处于科研试验阶段，目前不推荐单独使用氯吡格雷或与阿司匹林组合用于治疗急性缺血性卒中。在临床试验之外静脉给予抑制糖蛋白Ⅱb/Ⅲa 受体的抗血小板药目前也不推荐。

4. 其他对症治疗

(1) 扩容、血液稀释疗法：由于血液稀释(包括使用右旋糖酐、白蛋白、羟乙基淀粉)不能降低患者的死亡率或改善存活者的功能预后，目前不推荐将血液稀释和血容量扩张用于治疗急性缺血性卒中。

(2) 血管扩张及诱导性高血压：关于急性缺血性神经系统事件患者的最佳血压控制方案尚存争议。急性缺血事件后的血压显著升高可能增加出血转化的风险，可威胁患者的生命。

(3) 高血压控制：2007 年 AHA/ASA 联合发布的《成人缺血性脑卒中早期治疗指南》对于成人缺血性脑卒中患者高血压控制的建议是：

—高血压的管理仍然存在争议，现有研究仍无定论或相互矛盾。在卒中发生后最初 24 小时许多患者血压自发下降。目前认为应以审慎的态度来处理高血压。患者血压明显升高时需要降压。一个合理的目标是在卒中后最初 24 小时内将血压降低大约 15%，血压水平应当控制在收缩压＜220mmHg 或平均血压＜120mmHg。临床医师应该针对每个患者的具体情况选择药物，例如哮喘是使用 β-受体阻滞剂的禁忌证。由于舌下含服硝苯地平的降压作用持续并且剧烈，所以不推荐常规使用该药。

一对具有溶栓适应证患者，严格控制血压是为了减少可能出血的危险性。降血压治疗可降低破裂血管继续出血的风险。对于准备接受 rtPA 静脉溶栓治疗的患者，要密切注意该药物使用前、使用中及使用后的血压水平。血压水平过高会增加症状性出血转化的风险，所以过度高血压可能降低可接受静脉 rtPA 治疗成功的几率。

血压高的患者，如果别的方面适合 rtPA 治疗，在溶栓治疗开始之前要降压，使收缩压≤185mmHg 且舒张压≤110mmHg。如果血压没有下降并且仍然＞185/110mmHg，不要给予 rtPA。

rtPA 或其他急性再灌注治疗的治疗中和治疗后血压管理：治疗中每 15 分钟测一次血压，治疗后继续如此 2 小时，再按照每 30 分钟测一次监测 6 小时，然后按照每小时测一次监测 16 小时。在给予静脉 rtPA 之后至少最初 24 小时内维持血压低于 180/105mmHg。

一可以选择拉贝洛尔 10～20mg 静脉注射，1～2 分钟注完，可以每 10～20 分钟重复一次，最大剂量 300mg；或首剂 10mg 静脉注射，继以 2～8mg/min 静脉滴注。尼卡地平 5mg/h 静滴，滴速每隔 5～15 分钟增加 0.25mg/h，最大滴速 15mg/h；当达到目标血压值减少到 3mg/h。如果血压得不到控制，考虑硝普钠。其他紧急降压药物包括：钙拮抗剂、β-受体阻滞剂、血管紧张素转换酶抑制剂、硫酸镁、利血平（1mg 肌注，6～10 小时后可重复）；甲基多巴静滴（250～500mg）。

(4) 综合性治疗：包括纠正水、电解质、酸碱平衡失调；烦躁者予镇静药，如出现惊厥，给予抗惊厥药物；严重头痛患者可用镇痛药；治疗高热可用冰毯降温或（和）给予对乙酰氨基酚；酌情给予抗菌药物防治继发感染。

(5) 手术和介入治疗：有关急性缺血性卒中外科治疗有效性的信息很少。大多数立即进行手术的情况是急性卒中后的颈动脉内膜切除术，由于这项手术的危险性可能较高，所以其他情况下一般不进行紧急手术治疗。

(6) 其他具有前景的治疗方法：使用或不使用神经保护剂的恢复脑灌注的联合干预措施非常有发展前景。然而，目前已获得的数据不能对联合用药改善脑灌注的安全性及有效性提供结论性的证据。关于机械装置增强溶栓药物治疗急性缺血性卒中作用的数据还很有限。没有数据表明神经保护干预作为溶栓或其他治疗方法补充是有效的。

在一项具有神经保护作用的干预措施被推荐用于治疗急性缺血性卒中患者之前，需要进行相当多的实验室及临床研究。目前，没有哪种干预具有公认的可有效改善卒中后结局的神经保护作用，所以无可推荐。

全身性强直-阵挛性发作持续状态(癫痫持续状态)抢救流程

(Generalised Tonic-clonic Status Epilepticus)

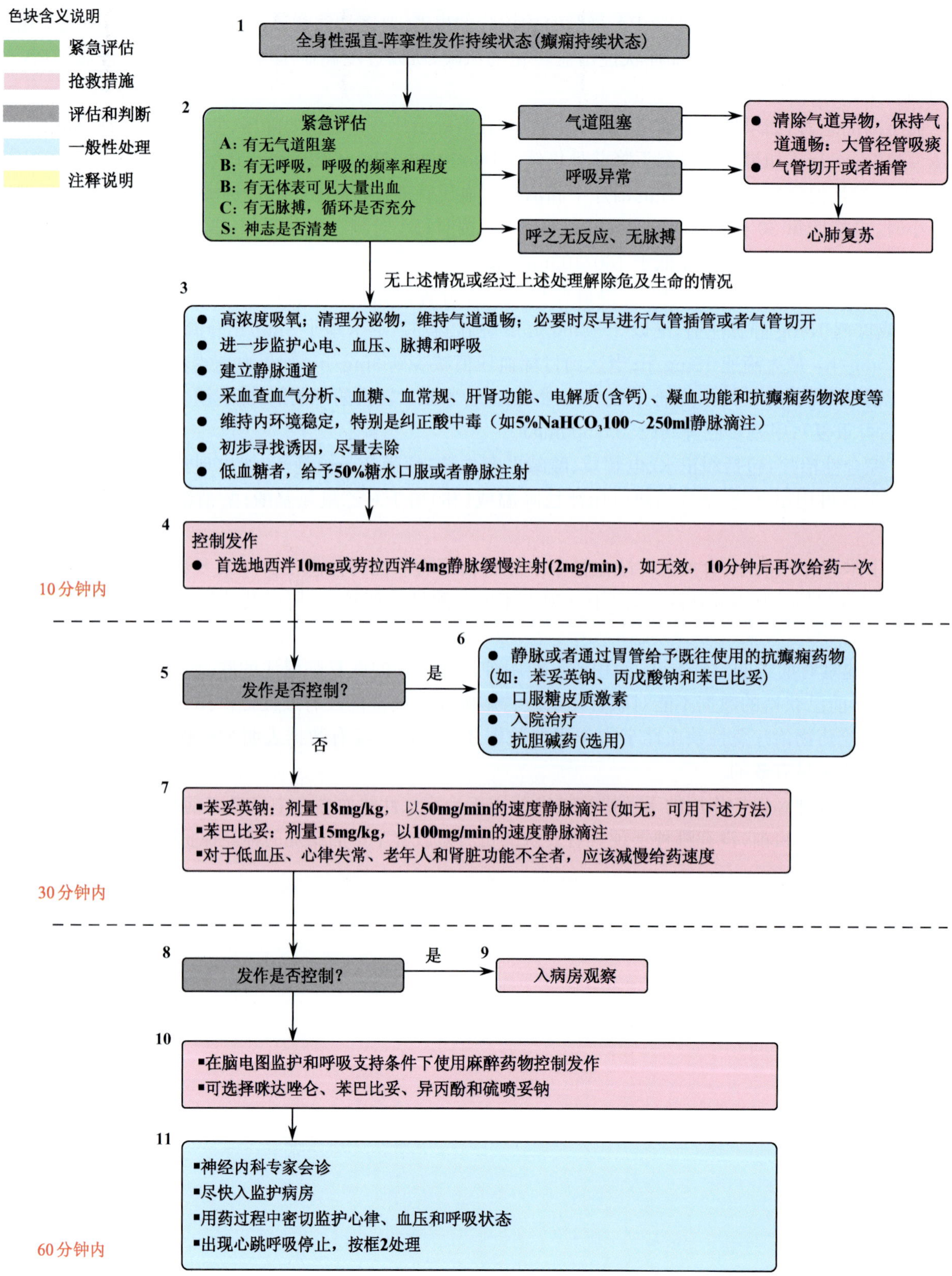

第十五章

全身性强直-阵挛性发作持续状态(癫痫持续状态)抢救流程

(Generalised Tonic-clonic Status Epilepticus)

癫痫持续状态通常是指癫痫持续性发作无缓解,或短期内反复发作,通常包括强直阵挛持续状态、部分发作持续状态、失神发作持续状态和精神运动发作状态。全身性强直-阵挛性发作持续状态发作间期患者意识无恢复,至少持续 10 分钟,可危及生命。

一、紧急评估、紧急处理

1. 紧急评估有无危及生命的情况　采用"ABBCS 方法"快速评估,利用 5～20 秒快速判断患者有无危及生命的最紧急情况:

A. 气道是否通畅

B. 是否有呼吸

B. 是否有体表可见大量出血

C. 是否有脉搏

S. 神志是否清醒

误吸和窒息导致气道阻塞是癫痫持续状态死亡的重要原因,必须特别重视。

2. 如果有上述危及生命的紧急情况应迅速解除　包括开放气道、保持气道通畅、心肺复苏、立即对外表能控制的大出血进行止血等。

二、次级评估与救治

1. 保持呼吸道通畅　清理分泌物,保持呼吸道通畅,经鼻管或面罩吸入高浓度或者纯氧,必要时尽早进行气管插管或者气管切开和辅助呼吸。

2. 紧急处理

(1) 绝对卧床休息,侧卧位,严格限制探视。

(2) 避免误吸和窒息。

(3) 建立静脉通道。

(4) 进一步监护心电、血压、脉搏和呼吸。

(5) 注意体温情况,高热者立即给予物理降温。

3. 紧急控制发作　首选地西泮 10mg 或劳拉西泮 4mg 静脉缓慢注射(每分钟不超过 2mg),如无效 10 分钟后再给药一次。儿童:0.1～0.4mg/kg,最大剂量 10mg。如无静脉通道则可以经直肠给予地西泮 10～20mg。

三、临床表现与进一步评估、救治

1. 监测

(1) 监测血氧饱和度。检查血糖、全血细胞计数、电解质、肝肾功能、毒物检测、抗癫痫药物的血浓度、血气分析。

(2) 注意维持正常的心肺功能，纠正血糖、水电解质、体温异常、维持内环境稳定(特别是纠正酸中毒，如5%碳酸氢钠100～250ml静脉滴注)。

2. 查找病因 寻找可能引起癫痫发作的病因，如外伤、神经系统疾病(如脑炎、肿瘤、卒中)、系统性疾病(感染、肝肾疾病)，并积极治疗原发病。

3. 评估发作是否控制

(1) 发作没有被控制：对于苯二氮䓬类药物未能控制癫痫持续状态的患者静脉给予：

苯妥英钠：剂量18mg/kg，以50mg/min的速度静脉滴注。(如无，可用下述方法)

苯巴比妥：剂量15mg/kg，以100mg/min的速度静脉滴注。

注意，对于低血压、心律失常、老年人和肾脏功能不全者，应该减慢给药速度。

尽快控制发作：持续抽搐不应超过20分钟，20分钟后如癫痫持续状态仍持续，重复静脉给予苯妥英钠5～10mg/kg，速度50mg/min，全天总剂量25mg/kg。也可静脉给予氯硝西泮、利多卡因、副醛。若超过30分钟仍控制无效，在麻醉科医师帮助下用戊巴比妥、咪达唑仑或异丙酚实施全身麻醉，并转入ICU行加强医疗。

(2) 发作已经被控制：

1) 静脉或者通过胃管给予既往使用的抗癫痫药物(如苯妥英钠、丙戊酸钠和苯巴比妥)。

2) 口服糖皮质激素。

3) 入院治疗。

(3) 辅助用药：

1) 高渗脱水剂防治脑水肿：如呋塞米和甘露醇。

2) 酗酒或营养不良患者给予维生素 B_1 100mg。

3) 怀疑低血糖者给予50%葡萄糖50ml。

急性上消化道出血抢救流程

(Hemorrhage of Upper Gastrointestinal Tract)

色块含义说明

- 紧急评估
- 抢救措施
- 评估和判断
- 一般性处理
- 注释说明

1 突发呕血、黑便、便血、胃管吸取物呈血性，确认急性上消化道出血

2 紧急评估

A：有无气道阻塞

B：有无呼吸，呼吸的频率和程度

B：有无体表可见大量出血

C：有无脉搏，循环是否充分

S：神志是否清楚

- 气道阻塞 → ● 清除气道异物，保持气道通畅；大管径管吸痰 ● 气管切开或者插管
- 呼吸异常 → ● 清除气道异物，保持气道通畅；大管径管吸痰 ● 气管切开或者插管 → 心肺复苏
- 呼之无反应、无脉搏 → 心肺复苏

无上述情况或经过上述处理解除危及生命的情况

3 次紧急评估：有无高危因素

- 年龄>60岁
- 休克、体位性低血压
- 血压、心率、血红蛋白
- 出血量
- 伴随疾病
- 意识障碍加重

无 → 4 低危（小量出血）

- 普通病房观察
- 口服雷尼替丁0.15g 2次/日或
- 奥美拉唑20mg 1次/日
- 择期性内窥镜检查

有：中高危

5

- 快速输注晶体液（生理盐水和林格液）和500～1000ml胶体液（羟乙基淀粉和低分子右旋糖酐）补充血容量
- 紧急配血备血。出血过度、血色素<100g/l时应考虑紧急输血：可酌情选用红细胞或新鲜全血、血浆
- 补足液体后血压仍不稳，可选血管活性药（如多巴胺）
- 纠正凝血障碍：新鲜冰冻血浆、血小板、冷沉淀

6

- 绝对卧床休息，头偏向一侧，口于最低位避免误吸，拒探视
- 建立大静脉通道，可能需要建立多个静脉通道
- 禁食至病情稳定，计每小时出入量（特别是尿量）
- 大流量吸氧，保持血氧饱和度在95%以上
- 监护心电、血压、脉搏和呼吸
- 大出血者主张置胃管，抽吸负压勿超过50mmHg且不宜放置过久
- 镇静：地西泮5～10mg或劳拉西泮1～2mg肌肉或静脉注射

7 快速的临床分层评估与鉴别

- 病史：既往消化性溃疡、上消化道出血史；肝炎肝硬化史；用非甾体类抗炎药或抗凝剂史；饮酒后剧烈呕吐呕血
- 实验室检查：血常规、血小板、肝肾功能、凝血功能、电解质
- 有条件者可紧急内镜检查

8 非静脉曲张出血

10

- 内镜下止血：应作为首选。可选用药物喷洒和注射、高频电、氩气血浆凝固术、热探头、微波、激光热凝和止血夹等
- 药物止血治疗
  - 抑酸药物：
    - H_2受体拮抗剂：西咪替丁(0.2～0.4g)、雷尼替丁(0.15g)、法莫替丁 20mg口服或静滴
    - 质子泵抑制剂：奥美拉唑20～80mg静注，继以8mg/h静滴72小时，后以口服20mg/d。或泮托拉唑40mg静滴，每天2次
  - 生长抑素或类似物：14肽或8肽生长抑素
  - 抗纤溶药物：氨甲环酸：0.5～1.5g或止血环酸0.1～0.3g静注2次/日
  - 其他:云南白药：0.5g 3次/日

    黏膜保护剂：硫糖铝1～2g 4次/日

    冰去甲肾水：去甲肾上腺素8mg+冰生理盐水100ml灌胃或口服

    凝血酶类：立止血1U静注、肌注或皮下注射

11

- 重复内镜治疗：激光、热治疗、注射治疗及止血夹等
- 介入治疗：选择性动脉内药物灌注止血、选择性动脉栓塞
- 手术治疗：急诊手术指征是保守治疗无效，24小时内输血量超过1500ml，血流动力学仍不稳定者；或合并穿孔、幽门梗阻者

9 静脉曲张出血

12

- 药物止血治疗：
  - 血管加压素及其同类物：垂体后叶素,0.1～0.2U/min静注,可渐加至0.4U/min；或特利加压素1～2mg静注，4～6小时一次
  - 生长抑素或类似物：

    14肽生长抑素首剂250μg静注后250μg/h静滴

    8肽生长抑素100μg静注后以25～50μg/h静滴
- 置双囊三腔管压迫止血
- 内镜下止血
- 使用抗生素
- 其他：避免过度补液，其他止血药物等
  - 抑酸药物（参见左侧相应部分）
  - 一般止血药（如止血敏、氨甲环酸等）效果不肯定
  - 其他：维生素K_3（4mg肌肉注射）及维生素C或许有帮助。可给予云南白药、冰去甲肾水、硫糖铝、立止血等

13

- 内镜治疗：硬化疗法、曲张静脉套带结扎等
- 手术治疗：门体静脉分流术、经皮经肝胃冠状静脉栓塞术、外科分流和断流

第十六章

急性上消化道出血抢救流程

(Acute Hemorrhage of Upper Gastrointestinal Tract)

上消化道出血通常是指十二指肠悬韧带以上的消化道出血，经口腔或者消化道排出而可能出现呕血或者血便，包括食道、胃、十二指肠、胆道和胰管出血。根据出血病因可以分为非静脉曲张出血和静脉曲张性出血。短时间内突然发生上消化道出血为急性上消化道出血。

一、紧急评估、紧急处理

1. 紧急评估有无危及生命的情况　采用"ABBCS方法"快速评估，利用5～20秒快速判断患者有无危及生命的最紧急情况：

A. 气道是否通畅

B. 是否有呼吸

B. 是否有体表可见大量出血

C. 是否有脉搏

S. 神志是否清醒

误吸和窒息导致气道阻塞是上消化道出血死亡的重要原因，必须特别重视。

2. 如果有上述危及生命的紧急情况应迅速解除　包括开放气道、保持气道通畅、心肺复苏、立即对外表能控制的大出血进行止血等。

二、次级评估与救治

1. 初步怀疑急性上消化道出血的表现　患者突然出现呕血或者血便。

2. 次紧急评估

(1) 评估病情程度：病情严重度与失血量呈正相关，因呕血与黑便混有胃内容物与粪便，而部分血液贮留在胃肠道内未排出，故难以根据呕血或黑便量判断出血量，常根据临床综合指标判断失血量的多寡。临床可以根据血容量减少导致周围循环的改变(伴随症状、脉搏和血压、化验检查)来判断失血量，通常认为出血量在500ml以内为小量出血，24小时出血量在500～1 000ml为中等量出血，24小时出血量达1 000ml以上为大出血(表16-1)。

表16-1　上消化道出血病情严重程度分级

分级	年龄(岁)	伴随病	出血量(ml)	血压(mmHg)	心率(次/分)	血色素(g/L)	症　状
轻度	<60	无	<500	基本正常	正常	无变化	头昏
中度	<60	无	500～1 000	下降	>100	70～100	晕厥、口渴、少尿
重度	>60	有	>1 000	<80	>120	<70	肢冷、少尿、意识障碍

(2) 活动性出血的判断：判断出血有无停止，对决定治疗措施极有帮助。如果患者症状好转、脉搏及血

压稳定、尿量足(>30ml/h)，提示出血停止。临床上，下述症状与化验结果提示有活动性出血：① 呕血或黑便次数增多，呕吐物呈鲜红色或排出暗红血便，或伴有肠鸣音活跃；② 经快速输液输血，周围循环衰竭的表现未见明显改善，或虽暂时好转而又恶化，中心静脉压仍有波动，稍稳定又再下降；③ 红细胞计数、血红蛋白测定与 HCT 继续下降，网织红细胞计数持续增加；④ 补液与尿量足够的情况下，血尿素氮持续或再次增高；⑤ 胃管抽出物有较多新鲜血。内镜检查根据溃疡基底特征，可用来判断病变是否稳定，凡基底有血凝块、血管显露等易于再出血。

3. 大量出血的紧急救治

(1) 控制和纠正休克：

1) 液体复苏：低血容量者，给予快速补液，遵循早期、快速、足量补液三原则。初步容量复苏时可以快速输注 1 000～2 000ml 等渗晶体液(如林格液或生理盐水)和 500～1 000ml 胶体液(羟乙基淀粉和低分子右旋糖酐)补充血容量。液体量不能拘泥于失血评估量，应遵循“需要多少，给多少”的原则。

紧急配血备血。失血量较大(如减少 20%血容量以上)时，可输入血浆等胶体扩容剂。出血过度、血色素<50～70g/L，HCT<25%时应考虑紧急输血，可酌情选用红细胞悬液或新鲜全血、血浆。病情危重、紧急时，输液、输血宜同时进行。

以下情况提示血容量已补足：四肢末端由湿冷、青紫转为温暖，红润；脉搏由快、弱转为正常、有力；收缩压接近正常，脉压差>4kPa(30mmHg)；尿量>30ml/h；中心静脉压恢复正常(5～10cmH_2O)。

2) 血管活性药物：补足液体后血压仍不稳，可选血管活性药。收缩压<70mmHg 伴休克征象，可用去甲肾上腺素 0.5～30μg/min，静脉滴注；收缩压 70～100mmHg 伴休克征象，可用多巴胺 2.5～20μg/(kg·min)，静脉滴注；收缩压 70～100mmHg 不伴休克征象，可用多巴酚丁胺 2～20μg/(kg·min)，静脉滴注。去甲肾上腺素与多巴酚丁胺联合应用是较为理想的血管活性药物配伍。

3) 纠正凝血障碍：可使用新鲜冰冻血浆、血小板、冷沉淀。维持凝血时间在正常的 1.5～2 倍，血小板在 $50～100×10^9/L$。

(2) 严密观察病情：

1) 绝对卧床休息，头偏向一侧，口于最低位避免误吸，拒探视。

2) 建立大静脉通道，可能需要建立多个静脉通道。

3) 禁食至病情稳定，计每小时出入量(特别是尿量)。

4) 根据出血量和速度，可能需要紧急配血、备血，一般备血 400～1 000ml。

5) 大流量吸氧，保持血氧饱和度在 95%以上。

6) 进一步监护心电、血压、脉搏和呼吸。

7) 大出血者主张置胃管，抽吸负压勿超过 50mmHg，且不宜放置过久。

8) 镇静：地西泮 5～10mg 或劳拉西泮 1～2mg 肌肉或静脉注射。

三、临床表现与进一步评估、救治

(一) 进一步的快速临床分层评估与鉴别

根据出血病因可以分为非静脉曲张出血和静脉曲张性出血。评估依据以下资料：

1. 病史　既往消化性溃疡、上消化道出血史；肝炎肝硬化史；应用非甾体类抗炎药或抗凝剂史；饮酒后剧烈呕吐、呕血史。

2. 实验室检查　血常规、血小板、肝肾功能、凝血功能、电解质。

3. 有条件者可紧急行内镜检查。

(二) 非静脉曲张出血的止血措施

1. 内镜下止血　起效迅速、疗效确切，应作为首选。可根据设备和病变的性质选用药物喷洒和注射、高频电、氩气血浆凝固术、热探头、微波、激光热凝和止血夹等治疗。

首次内镜治疗后是否再行内镜复查应酌情而定。在欧洲许多内镜中心 24～48 小时内无论有无出血均常规复查内镜；但最近研究显示常规复查胃镜，虽然可部分减少再出血率，但手术率和病死率无改变，所以除非有活动性再出血表现或初次内镜治疗疗效不确切，其他不应复查内镜。

2. 药物止血治疗

(1) 抑酸药物：抑酸药能提高胃内 pH 值，既可促进血小板聚集和纤维蛋白凝块的形成，避免血凝块过早溶解，有利于止血和预防再出血，也可同时治疗消化性溃疡。虽然控制胃酸不能直接对食管静脉曲张出血起止血作用，但严重肝病时常合并应激性溃疡或糜烂性胃炎，故肝硬化发生上消化道出血时可给予抑酸药物。临床常用的抑酸剂主要包括质子泵抑制剂和组胺 H_2受体拮抗剂。

1) 质子泵抑制剂：目前大多数专家认为大剂量静脉给予质子泵抑制剂作为内镜下止血的辅助治疗手段，已成为消化性溃疡出血的标准治疗，诊断明确后推荐使用大剂量质子泵抑制剂治疗；在内镜检查治疗前静脉应用质子泵抑制剂，成本效益可能更好。有关质子泵抑制剂的最佳剂量方案、给药时间及途径还需要进一步验证。奥美拉唑 20～80mg 静注，继以 8mg/h 静滴 72 小时，后以口服 20mg/d。也可用泮托拉唑 40mg 静滴，每天 2 次。其他尚有兰索拉唑、雷贝拉唑、埃索美拉唑等药物，但目前均为口服剂型。

2) 组胺 H2 受体拮抗剂：西咪替丁(0.2～0.4g)、雷尼替丁(0.15g)、法莫替丁(20mg)口服或静滴，可用于低危患者。

(2) 生长抑素或类似物：具有减少内脏血流量，降低门脉压力，抑制多种胃肠激素的作用。可选用 14 肽或 8 肽(奥曲肽)生长抑素药物。

(3) 抗纤溶药物：止血药物对非静脉曲张出血的确切效果未能证实，不作为一线药物使用，对有凝血功能障碍者，可静脉注射维生素 K_1；为防止继发性纤溶，可使用止血芳酸等抗纤溶药(氨甲环酸 0.5～1.5g 或氨甲苯酸 0.1～0.3g，静注，2 次/日)。应避免滥用止血药。

(4) 其他药物：

1) 云南白药：0.5g，3 次/日。云南白药等中药也有一定疗效，可以试用。

2) 黏膜保护剂：硫糖铝 1～2g，4 次/日，对插入胃管者可灌注硫糖铝混悬液。

3) 冰冻去甲肾上腺素溶液：去甲肾上腺素 8mg+冰生理盐水 100ml 灌胃或口服。通过暂时收缩胃内血管而发挥止血作用。

4) 凝血酶类：立止血 1U 静注、肌注或皮下注射、灌胃。

3. 重复内镜治疗、介入治疗和手术治疗　对顽固性反复大出血的患者，上述处理无效者考虑重复内镜治疗(激光、热治疗、注射治疗及止血夹等)，必要时进行介入(选择性动脉内药物灌注止血、选择性动脉栓塞)手术治疗。急诊手术指征是保守治疗无效，24 小时内输血量超过 1 500ml、血流动力学仍不稳定者或合并穿孔、幽门梗阻者。

(三) 静脉曲张出血的止血措施

急性出血的最好治疗方案是药物治疗与内镜治疗，患者在入院时立即给予药物治疗。

1. 控制急性出血与早期再出血的药物治疗　能有效的控制急性出血的药物包括：垂体后叶素、特利加压素、生长抑素及其衍生物奥曲肽。药物治疗应当至少维持 48 小时，为了防止早期再出血推荐维持 5 天。

(1) 血管加压素及其同类物：具有收缩内脏小动脉和毛细血管前括约肌的作用，从而减少内脏血流，降低门脉血流量，降低门脉压力。值得提出的是门静脉血流减少，但可能无相应的门脉压力降低，尤其在肝硬化患者，肝动脉和门静脉之间的吻合增加，所以肝动脉很可能不受加压素的影响。血管加压素类药物禁用于妊娠妇女；慎用于高血压、晚期动脉粥样硬化、心律失常或冠脉功能不全的患者。Gross 等所作的荟萃分析表明，垂体后叶素、特利加压素治疗静脉活动出血有效率与生长抑素相比更具明显优势。

常用药物有：①垂体后叶素：0.1～0.2U/min，静脉注射，无效可渐加至 0.4U/min。②同类物(垂体后叶素衍生物)三甘氨酰赖氨酸特利加压素(特利加压素)：几乎无心脑血管副反应，半衰期长，每 4 小时静脉缓慢注射 1～2mg(注射时间超过 1 分钟)，延续 24～48 小时，直至出血控制。止血率可高达60～90%，但是价格昂贵。

(2) 生长抑素或类似物：对上消化道出血，尤其是食管静脉曲张破裂出血是一种安全有效的药物。一些研究报道其止血有效率可达80%～90%。其作用机制为：选择性收缩内脏血管；减少肝血流量，使门脉及侧支循环血流量减少，降低门脉压；收缩食管下段括约肌，减少食管静脉丛血流；抑制胃酸胃蛋白酶分泌，防止胃液反流溶化食管表面血痂。

1）14肽生长抑素：首剂0.25mg静注后0.25mg/h静滴维持。静脉内推注0.25mg生长抑素后，食管曲张静脉压力立即下降，3分钟时达到高峰，压力降至给药前的50%；之后维持在这一水平。

2）8肽生长抑素（奥曲肽）：在4分钟内以0.1mg静脉冲击推注，再以25～50μg/h静滴维持。

2．置双囊三腔管压迫止血　内镜治疗出现前一直是静脉曲张破裂大出血的首选治疗方法。由于药物控制出血的效率提高，真正需使用三腔管对胃底和食道下段做气囊填塞的已经不多了，现在一般作为药物治疗无效者的暂时措施。气囊填塞对中、小量食管静脉曲张出血效果较佳，对大出血止血有效率在40%～90%不等。这项暂时的过渡性止血措施，可为急救治疗赢得时间，也为进一步做内镜治疗创造条件。通常在放置双囊三腔管后48小时内行内镜下静脉套扎或硬化治疗，约5%～10%的所谓难治性出血患者（持续性的或短期再出血者），药物不能控制出血时可用此措施。

3．内镜下止血　可选用硬化治疗和套扎等。

4．其他治疗措施和药物

（1）抗生素的应用：进展期肝硬化患者尤其是出现出血时，易并发细菌感染。肝硬化患者肠黏膜屏障功能破坏、通透性增高及肠细菌过度生长是导致感染的主要原因。研究认为感染可能影响凝血功能，从而使出血不易控制和早期再出血。因此，Baveno IV共识中推荐使用抗生素预防和治疗细菌感染，认为这是治疗曲张静脉破裂出血的一个不可缺少的部分，所有的静脉曲张出血患者在入院时都应该使用抗生素。但选择何种抗生素以及应用多长时间尚无一致结论，静脉途径或口服给药效果无差别。大多数首选喹诺酮类，持续7～10天，开始静脉用药随后予以口服维持。

（2）抑酸药物：H_2受体拮抗剂、质子泵抑制剂均可以选择使用。

（3）一般止血药（如酚磺乙胺、氨甲环酸等）效果不肯定。维生素K_3（4mg肌肉注射）及维生素C能增加维生素K依赖性凝血因子的合成和活化，促进凝血，被推荐用于存在凝血功能障碍的肝硬化出血患者。也可给予云南白药、冰去甲肾水、硫糖铝、立止血等。

（4）避免过度补液。

（5）重组活化因子Ⅶa：最近报道应用重组活化的因子Ⅶ（recombinant activated factorⅦ，rFⅦa）能纠正肝硬化出血患者的凝血酶原时间。结果令人鼓舞，还需要进一步验证。

5．顽固性反复大出血的救治　上述处理无效者考虑内镜、血管造影检查，必要时行纤维内镜下治疗（硬化疗法、曲张静脉索带结扎等）或介入、手术治疗（门体静脉分流术、经皮经肝胃冠状静脉栓塞术、外科分流和断流）。但是外科急诊手术的死亡率较高。

（四）小量出血的处理（低危）

1．普通病房或者居家观察。

2．卧床休息、观察出血征象和机体生命体征。

3．口服雷尼替丁0.15g，2次/日或奥美拉唑20mg，1次/日。

4．择期行内镜检查。

（五）评估是否继续出血

1．如下情况提示仍存在活动性出血

（1）反复呕血、黑便次数及量增多，或排出暗红甚至鲜红色血便。

（2）胃管抽出物有较多新鲜血。

（3）在24小时内经积极输液、输血仍不能稳定血压和脉搏，一般状况未见改善或经过快速输液、输血后，中心静脉压仍在下降。

（4）血红蛋白、红细胞计数与红细胞压积继续下降，网织细胞计数持续增高。

（5）肠鸣音活跃，该指征仅作参考。肠道内有积血时肠鸣音可活跃。

2. 如下情况提示病情稳定(出血减慢或停止)

(1) 自觉症状好转。

(2) 能安稳入睡,而无冷汗及烦躁不安。

(3) 脉搏及血压恢复正常,并稳定不再下降。

急性腹泻抢救流程

(Acute Diarrhea)

色块含义说明

- 紧急评估
- 抢救措施
- 评估和判断
- 一般性处理
- 注释说明

1 **24**小时内排出了**3**次或**3**次以上的稀松或水样大便

2 紧急评估

A：有无气道阻塞

B：有无呼吸，呼吸的频率和程度

B：有无体表可见大量出血

C：有无脉搏，循环是否充分

S：神志是否清楚

- 气道阻塞 → ● 清除气道血块和异物，保持气道通畅；大管径管吸痰 ● 气管切开或者插管
- 呼吸异常 → ● 清除气道血块和异物，保持气道通畅；大管径管吸痰 ● 气管切开或者插管
- 无循环、无神志 → 心肺复苏

3 次紧急评估：脱水情况评估

从意识、眼睛凹陷、饮水和皮肤充盈程度等**4**方面判断

4 轻度腹泻或脱水

- 适当休息、观察
- 口服普通液体或口服复合补液溶液
- 思密达或者微生态药物
- 适当调整食物

无

5

- 卧床休息
- 建立大静脉通道，必要时可以使用骨通道
- 进一步监护心电、血压、脉搏和呼吸
- 必要时吸氧，保持血氧饱和度**95%**以上
- 一般不必禁食，且应适当补充营养丰富而容易消化的食物。不同喂食阶段儿童的食物需作适当调整

6 液体疗法及纠正电解质紊乱（中重度腹泻脱水者给予静脉快速补液）

- 早期、快速、足量、平衡电解质补液四原则
- 静脉补液疗法：第1天补液三定（定量、定性、定时）
  - 定量：包括补充累积损失、继续损失和生理需要量的总量
  - 定性：等渗性脱水用**1/2**张含钠液；低渗性脱水用**2/3**张含钠液；高渗性脱水用1/3张含钠液
  - 定时：输液速度主要取决于脱水程度和大便量
  - 可分为扩容、纠正脱水、维持补液三阶段，补入量可达**5～8L**/日
- 口服补液：一个简单安全有效的好方法。可根据病情选择补普通液体、补充口服复合补液溶液（**ORS**）
- 三见（见酸补碱、见尿补钾、见惊补钙镁）

7 药物治疗

- 微生态药物：双歧杆菌、酪酸菌枯草杆菌活制剂等
- 消化道粘膜保护剂：思密达，**>3**岁每次1包，每天**3**次；溶于**30～50ml**液体中口服
- 止泻：一般不推荐使用阿片受体激动剂（如氯苯哌酰胺、复方樟脑酊、苯乙哌啶等）。可以酌情选择：吸附收敛剂（次碳酸铋、鞣酸蛋白）、抗分泌药（阿司匹林、消炎痛、异丙嗪）

8 腹痛的治疗

- 局部热敷为主。严重时给予解痉剂：匹维溴铵、西托溴铵**50～100mg**，**3**次/日

9 抗生素（感染性腹泻病的抗生素选择）

- 抗生素用于治疗普通腹泻没有优势，仅适用于霍乱和沙门/志贺痢疾杆菌感染
- 可选择黄连素、喹诺酮类、氨基糖苷类、氨苄西林

10 评估如有传染性腹泻可能：隔离、消毒、向**CDC**报告疫情

第十七章

急性腹泻抢救流程

(Acute Diarrhea)

腹泻是多种疾病引起的一种常见症状，是指大便的流动性、体积和排便频度与每个个体通常习惯相比明显增加。

急性腹泻定义并未统一。WHO 定义是：排出大量稀便，病程持续不超过 14 天。流行病学调查时的急性腹泻定义为：在 24 小时内排出 3 次或 3 次以上的稀松或水样大便，稀松的大便指其形态随容器的形状而定。按病理生理特点可以分类为：渗透性腹泻、分泌性腹泻、渗出性腹泻和肠动力紊乱引起的腹泻。常见原因是各种感染、消化不良、食物不耐受、炎症等，最多的是急性感染性腹泻。

严重急性腹泻易导致脱水和电解质异常等内环境紊乱，救治不及时甚至导致死亡。特别是在小孩和老人等更加严重和危险。

一、紧急评估、紧急处理

1. 紧急评估有无危及生命的情况　采用“ABBCS 方法”快速评估，利用 5～20 秒快速判断患者有无危及生命的最紧急情况：

A. 气道是否通畅

B. 是否有呼吸

B. 是否有体表可见大量出血

C. 是否有脉搏

S. 神志是否清醒

2. 如果有上述危及生命的紧急情况应迅速解除

虽然腹泻患者出现体表大出血可能性不大，仍然包括开放气道、保持气道通畅、心肺复苏等危及生命的紧急情况应迅速解除。严重急性腹泻导致脱水和电解质异常、酸碱平衡失调常常是心跳骤停的原因之一，不可忽视。

二、次级评估与救治

（一）初步怀疑急性腹泻的表现及脱水程度评估

1. 患者突然出现腹泻。

2. 病情严重程度评估：一般认为因严重腹泻而出现低血容量及休克、严重电解质异常为严重情况（表 17－1）。

表 17－1　腹泻脱水程度及临床表现

	轻度脱水	中度脱水	重度脱水
失水量为体重	5% 50ml/kg	5%～10% 50～100ml/kg	10% 100～120ml/kg
精神	差	萎靡	极度萎靡
皮肤弹性	稍干燥 捏起后回缩快	干燥弹性差 捏起后回缩慢	差 捏起后回缩很慢>2 秒

续表

	轻度脱水	中度脱水	重度脱水
眼窝	正常	下陷	明显下陷
眼泪	有	少	无
口舌	湿润	干燥	非常干燥
口渴	无	有想饮水	少量饮水或不能饮水
前囟	稍凹	明显凹	深凹
尿量	稍减少	明显减少	无
循环	好	稍凉	休克症状

(1) 轻型:无全身中毒症状,无脱水、电解质紊乱、酸碱平衡

(2) 重型:中毒症状、神志改变,消化道症状重,脱水、休克症状、电解质、酸碱平衡紊乱。

(二) 中至重度腹泻及脱水的紧急救治

重点是纠正低血容量及休克、防止电解质异常、控制腹泻。

1. 液体疗法及纠正电解质紊乱　低血容量者,给予快速静脉补液或者口服补液。

(1) 补液四原则:早期、快速、足量、平衡电解质。

(2) 口服补液:一个简单安全有效的好方法。可根据病情选择补充口服复合补液溶液(ORS),盐水、果汁,甚至普通清洁水。适用于所有腹泻患者。

(3) 静脉补液疗法:中重度腹泻脱水者给予静脉快速补液,第1天补液原则为三定(定量、定性、定时):

1) 定量:包括补充累积损失、继续损失和生理需要量的总量。可分为扩容、纠正脱水、维持补液三阶段,补入量最大可达每日5～8L。

2) 定时:输液速度主要取决于脱水程度和大便量。

3) 定性:不同类型脱水采用不同比例的输液液体。等渗性脱水用1/2张含钠液;低渗性脱水用2/3张含钠液;高渗性脱水用1/3张含钠液。

— 等张含钠液:2∶1液=0.9%氯化钠液+1.4%$NaHCO_3$(或1/6M乳酸钠)

— 1∶1加碱液=0.9%氯化钠液100ml+10%葡萄糖100ml+5%$NaHCO_3$ 10ml

— 1/2张含钠液:2∶3∶1液=0.9%氯化钠液+10%葡萄糖+1.4%$NaHCO_3$(或1/6M乳酸钠)

— 2/3张含钠液:4∶3∶2液=0.9%氯化钠液+10%葡萄糖+1.4%$NaHCO_3$(或1/6M乳酸钠)

— 1/3张含钠液:2份0.9%氯化钠液+6份10%葡萄糖+1份1.4%$NaHCO_3$

— 维持液:10%葡萄糖1000ml+5%$NaHCO_3$ 5ml+10%KCl 2ml

(4) 纠正电解质紊乱的"三见"措施:见酸补碱、见尿补钾、见惊补钙镁。腹胀往往是低钾的早期表现,应该注意早期补钾。

2. 严密观察病情

(1) 绝对卧床休息,侧卧位或者头低脚高位,严格限制探视。

(2) 建立静脉通道。

(3) 进一步监护心电、血压、脉搏和呼吸。

(4) 吸氧,保持血氧饱和度95%以上。

(5) 对于中至重度腹泻及脱水的患者需要进行血电解质和血气分析检测。

(6) 严重腹泻者可以短暂禁食,可以进食的急性腹泻者,给予清淡饮食。

三、临床表现与进一步评估、救治

(一) 腹泻的药物治疗

1. 微生态药物　双歧杆菌、酪酸菌枯草杆菌活制剂等。

(1) 口服蜡样芽胞杆菌活菌制剂:源首胶囊,3～4 粒,2 次/日。

(2) 口服双歧杆菌活菌制剂:丽珠肠乐胶囊,2 粒,2 次/日。

(3) 口服地衣芽胞杆菌活菌制剂:整肠生胶囊,0.5g,3 次/日,首剂加倍。

(4) 嗜酸乳酸杆菌死菌制剂:乐托儿散剂,1 袋 2 次/日。

(5) 复合性剂型:常乐康(含双歧杆菌,酪酸菌活菌),3 粒,2 次/日;妈咪爱(含枯草杆菌、肠球菌活菌多维颗粒),1～2 袋,2 次/日。

2. 消化道黏膜保护剂 常用蒙托石,主要作用是:① 增强黏液凝胶的成丝性,使黏液层的内聚力,黏弹性和存在时间明显增加;② 可覆盖损伤的消化道黏膜,加速受损上皮细胞的修复和再生;③ 吸附气体,固定抑制各种内生和外来的攻击因子(HP,大肠杆菌,胆酸胆盐等);④ 通过静电作用选择性地作用于致病大肠杆菌,从而起到平衡正常菌群作用;⑤ 使消化道内的分泌型免疫球蛋白 A(SIgA)的聚集量增加,从而提高局部免疫功能;⑥ 激活凝血因子Ⅶ,Ⅷ,Ⅻ有局部止血作用。可用于感染,非感染性腹泻。

用法:思密达,>3 岁每次 1 包,3 次/日,溶于 30～50ml 液体中口服;洁维乐,20g,3 次/日。

3. 止泻 一般不推荐使用阿片受体激动剂(如氯苯哌酰胺、复方樟脑酊、地芬诺酯等)。可以酌情选择:吸附收敛剂(次碳酸铋、鞣酸蛋白)、抗分泌药(阿司匹林、吲哚美辛、异丙嗪)。

(二) 腹痛的治疗

1. 局部热敷。

2. 严重时给予解痉剂 抗胆碱能药物不良反应大,现在较少采用。阿托品 0.3～0.6 mg,3 次/日;山莨菪碱 5～10mg,3 次/日;普鲁苯辛 15mg,3 次/日(此药不通过血脑屏障,很少有中枢作用)。钙离子拮抗剂:匹维溴铵 50～100mg,3 次/日、西托溴铵 50～100mg,3 次/日,餐前整片吞服。机制是抑制钙离子流入肠壁平滑肌,防止肌肉过度收缩而起解痉作用。

(三) 抗菌药物治疗

1. 抗生素用于治疗普通腹泻没有优势,仅适用于感染性腹泻病,特别是霍乱和沙门或志贺痢疾杆菌感染。

2. 可选择小檗碱、喹诺酮类、氨基糖苷类、氨苄西林等药物。

(四) 其他治疗和措施

1. 通常不必禁食,且应适当补充营养丰富而容易消化的食物。不同喂食阶段儿童的食物需作适当调整。

2. 发热患者采用物理降温为主,必要时可以采用非甾体类解热止痛药物。

3. 评估如有传染性腹泻可能:及时采取隔离、消毒措施,并按规定及时向 CDC 报告疫情。

4. 助消化药物 尤其适用于消化、吸收不良引起的腹泻。

(1) 达吉胶囊:含胃蛋白酶 25mg、木瓜蛋白酶 50mg、淀粉酶 15mg、熊去氧胆酸 25mg、纤维素酶 15mg、胰酶 50mg、胰脂酶 13mg。用法:1～2 粒,3 次/日,餐后服。

(2) 多酶片:含淀粉酶 120mg、胰酶 12mg、胃蛋白酶 40mg。用法:2～3 片,3 次/日,饭前服。

(3) 消得良:含脂肪酶 12 000(欧洲药典单位)、淀粉酶 14 000、蛋白酶 660。用法:2～3 粒,3 次/日,进餐时服。

(4) 胰酶肠溶片:0.3～0.6g,3 次/日,餐前服(不宜与酸性药物同服)。

(五) 小量腹泻的处理

1. 卧床休息、观察。

2. 口服普通液体或口服复合补液溶液。

3. 微生态药物:双歧杆菌、酪酸菌枯草杆菌活制剂等。

4. 消化道黏膜保护剂:可以选择思密达,>3 岁每次 1 包,3 次/日,溶于 30～50ml 液体中口服。

5. 适当调整食物。

急性全身性过敏反应抢救流程

(Anaphylaxis)

色块含义说明

- 紧急评估
- 抢救措施
- 评估和判断
- 一般性处理
- 注释说明

1 可疑过敏者：

接触史＋突发过敏的相关症状（皮疹、瘙痒、鼻塞、流涕、眼痛、恶心、呕吐、腹痛、腹泻等）

严重者呼吸困难、休克、神志异常

2 紧急评估

A：有无气道阻塞

B：有无呼吸，呼吸的频率和程度

B：有无体表可见大量出血

C：有无脉搏，循环是否充分

S：神志是否清楚

- 气道阻塞 → ● 清除气道异物，保持气道通畅；大管径管吸痰 ● 气管切开或者插管 → 心肺复苏
- 呼吸异常 → ● 清除气道异物，保持气道通畅；大管径管吸痰 ● 气管切开或者插管 → 心肺复苏
- 呼之无反应、无脉搏 → 心肺复苏

无上述情况或经过上述处理解除危及生命的情况

3 二次评估

休克表现、气道梗阻、胃肠道症状

→ **4** 仅有皮疹或荨麻疹表现 → **11**

具有上列征象之一者

5

- 去除可疑过敏源
- 建立静脉通道，积极进行液体复苏：快速输入1～4升等渗液体（如生理盐水）
- 大流量高浓度吸氧，保持血氧饱和度95%以上

11

- 留院观察2～4小时
- 口服抗过敏治疗：（参见框9）
  - －组胺 H_1 阻滞剂
  - －组胺 H_2 阻滞剂
  - －糖皮质激素等

恶化 → 5

6

- 药物治疗
  - ■ 肾上腺素：首次0.3～0.5mg肌注或者皮下注射，可每15～20分钟重复给药。心跳呼吸停止或者严重者大剂量给予，1～3mg静推或肌注，无效3分钟后3～5mg，仍无效4～10μg/min静滴
  - ■ 糖皮质激素：早期应用，氢化可的松5mg/kg静注或甲泼尼龙80mg或氢化可的松琥珀酸钠100mg或地塞米松10 mg 静推，然后静滴维持
  - ■ 组胺 H_1 阻滞剂：苯海拉明25～50mg或者异丙嗪50mg，静脉或肌肉注射

有效

7 评估通气是否充足

- 进行性声音嘶哑、喘鸣、口咽肿胀者推荐早期气管插管
- 出现喘鸣音加重、发声困难或失声、喉头水肿、面部及颈部肿胀和低氧血症等气道梗阻表现患者：加强气道保护，吸入沙丁胺醇，必要时建立人工气道

有效

8 评估血压是否稳定

- 低血压者，需快速输入1～2升等渗晶体液（如生理盐水）
- 血管活性药物（如多巴胺）
- 纠正酸中毒（如5%碳酸氢钠100～250ml静脉滴注）

有效

9 继续给予药物治疗

- 糖皮质激素：醋酸泼尼松(5～20mg，1次/日或3次/日)、氢化可的松、甲泼尼龙、氢化可的松琥珀酸钠或地塞米松等
- 组胺 H_1 阻滞剂：苯海拉明、异丙嗪、赛庚啶(2mg，3次/日)、特非那定(60mg，2次/日)、西替利嗪(10mg，1次/日)、氯雷他定(10mg，1次/日)、咪唑斯汀(100mg，1次/日)
- 组胺 H_2 阻滞剂：西咪替丁(0.2～0.4g，4次/日)、雷尼替丁(0.15g，2次/日)、法莫替丁(20mg，2次/日)
- β-肾上腺素能药：支气管痉挛者吸入沙丁胺醇气雾剂
- 其他：10%葡萄糖酸钙10～20ml静注；维生素C、氨茶碱、色甘酸钠(20mg，3次/日)等

10 留观24小时或入院

第十八章

急性全身性过敏反应抢救流程

（Anaphylaxis）

过敏是一种免疫反应，机体被抗原物质致敏后再次受同一物质刺激产生的异常免疫反应并导致组织损伤和(或)功能紊乱。抗原物质可以是药物、食物、动植物、微生物等数以千计物质。机体处于敏感状态下再次接触抗原物质后可以在几分钟到数天内出现各种表现。

严重过敏反应这一概念常常被误解为过敏性休克的同义词，其诊断、治疗及流行病学的研究缺乏规范。急性全身性过敏反应也称为严重过敏反应(anaphylaxis)，一般指严重的、速发性、全身性过敏反应，多种原因可诱发，但也可没有任何征兆而突然发生，常表现为多系统症状，包括皮肤、呼吸道、心血管系统以及消化道的症状和体征，多危及生命，需要紧急治疗。

最常见的严重过敏反应表现为：循环系统损伤，如血压下降、休克等；呼吸系统损伤，最常见也是很凶险的是喉头水肿和哮喘；皮肤损伤，如各种皮疹和荨麻疹等；中枢神经系统损伤，如意识障碍等。

一、紧急评估、紧急处理

1. 紧急评估有无危及生命的情况　喉头水肿(会厌水肿)导致的气道梗阻和窒息是急性过敏反应死亡的最常见原因，必须特别重视。严重循环功能紊乱导致休克和心跳呼吸骤停。接诊患者后立即采用“AB-BCS 方法”快速评估，利用 5～20 秒快速判断患者有无危及生命的最紧急情况：

A. 气道是否通畅

B. 是否有呼吸

B. 是否有体表可见大量出血

C. 是否有脉搏

S. 神志是否清醒

2. 如果有上述危及生命的紧急情况应迅速解除　严重过敏反应发生急速、变化急骤，需要特别重视包括开放气道、保持气道通畅、心肺复苏等危及生命的紧急情况的处理。

二、次级评估与救治

1. 严重过敏的表现

可疑过敏者：接触史＋突发过敏的相关症状(皮疹、瘙痒、鼻塞、流涕、眼痛、恶心、呕吐、腹痛、腹泻等)，严重者呼吸困难、休克、神志异常。

严重过敏定义目前缺乏统一观点，通常认为具有休克表现、气道梗阻、胃肠道症状、神志异常症状群的过敏患者是严重过敏。

美国国家过敏及感染性疾病研究院和食物过敏及严重过敏反应网站，专门组织该领域专家举行了“严重过敏反应定义及治疗研讨会”，对严重过敏反应的定义、诊断标准、治疗方案及研究策略进行了探讨，并发表了总结报告(J Allergy Clin Immunol，2005，115：584－591)，其中首次对严重过敏反应这一有争议的概念进行了定义，并提出诊断标准(表 18－1)。符合 3 条中的任 1 条，即可诊断严重过敏反应。

表 18-1　严重过敏反应临床诊断标准

1. 急性起病(几分钟到数小时),表现皮肤/黏膜组织症状,例如风团、全身瘙痒、口唇水肿伴气道阻塞(如窒息、哮喘、气管痉挛、喘鸣、PEF 减少)或血压降低及低血容量症状
2. 接触已知过敏原后(几分钟到数小时)出现下述 3 项症状(皮肤黏膜表现、气道阻塞、血压下降或低血容量症状)中的 2 项及以上,或在可疑食物过敏时出现胃肠道症状(如痉挛性腹痛、呕吐)
3. 暴露于已知过敏原后(几分钟到数小时),出现低血压。收缩压低于 100mmHg 或较基础血压降低大于 30%

该标准适用于"典型"的严重过敏反应的诊断,还应注意其他的"非典型"表现形式:如早期表现、全身充血;孤立表现,如无过敏原接触史患者突然出现低血压;典型表现但是无过敏原接触,如运动后过敏。另外,临床还应注意排除容易混淆的假阳性体征,如紧张造成的呼吸困难。

2. 紧急处理

(1) 去除可疑过敏原或脱离过敏环境;

(2) 保持气道通畅,有气道梗阻征象的患者需要开放气道;

(3) 大流量吸氧,保持血氧饱和度 95%以上;

(4) 建立静脉通道。积极进行液体复苏:快速输入 1~4L 等渗液体(如生理盐水);

(5) 进一步监护心电、血压、脉搏和呼吸。

3. 药物治疗

(1) 肾上腺素:对 α、β 受体均有快速、强烈、短暂的激动作用,当过敏反应出现心跳骤停、血压下降至休克、严重支气管痉挛或喉头水肿时首选。首次 0.3~0.5mg 肌注或者皮下注射,可每 15~20 分钟重复给药。心跳呼吸停止或者严重者大剂量给予,1~3mg 静推或肌注,无效 3 分钟后 3~5mg,仍无效 4~10μg/min 静滴。

(2) 糖皮质激素:对于严重过敏患者可以早期应用,氢化可的松 5mg/kg 静注,或甲泼尼龙 80mg 或氢化可的松琥珀酸钠 100mg 或地塞米松 10mg 静推,然后可以考虑静滴维持。但应注意避免滥用和误用大剂量糖皮质激素。

(3) 组胺 H_1 阻滞剂:苯海拉明 25~50mg 或者异丙嗪 50mg,静脉或肌肉注射。

三、临床表现与进一步评估、救治

1. 评估通气是否充足

(1) 进行性声音嘶哑、喘鸣、口咽肿胀者推荐早期气管插管。

(2) 出现喘鸣音加重、发声困难或失声、喉头水肿、面部及颈部肿胀和低氧血症等气道梗阻表现患者:加强气道保护,吸入沙丁胺醇,必要时建立人工气道。

2. 评估血压是否稳定

(1) 低血压者,需快速输入 1~2L 等渗晶体液(如生理盐水)。

(2) 血管活性药物(如多巴胺)。

(3) 纠正酸中毒(如 5%碳酸氢钠 100~250ml 静脉滴注)。

3. 继续给予药物治疗

上述治疗有效后,还应该持续给予药物治疗,以下措施可选择 1~4 项:

(1) 糖皮质激素:醋酸泼尼松(5~20mg,1 次/日或 3 次/日)氢化可的松、甲泼尼龙、氢化可的松琥珀酸钠或地塞米松等。

(2) 组胺 H_1 阻滞剂:苯海拉明、异丙嗪 25~50mg 肌肉注射、赛庚啶(2mg,3 次/日)、特非那定(60mg,2 次/日)、西替利嗪(10mg 1 次/日)、氯雷他定(10mg,1 次/日)、咪唑斯汀(100mg,1 次/日)。

(3) 组胺 H_2 阻滞剂:西咪替丁(0.2~0.4g,4 次/日)、雷尼替丁(0.15g,2 次/日)、法莫替丁(20mg,2 次/日)。

(4) β-肾上腺素能药:支气管痉挛者吸入沙丁胺醇气雾剂。

(5) 其他:10%葡萄糖酸钙 10~20ml 静注;维生素 C、氨茶碱、色甘酸钠(20mg,3 次/日)等。

低血糖症抢救流程

（Hypoglycemia）

色块含义说明

- 紧急评估
- 抢救措施
- 评估和判断
- 一般性处理
- 注释说明

1

初步怀疑低血糖症：

饥饿感、软弱无力、面色苍白、出冷汗、头晕、心慌、脉快、肢体颤抖；情绪激动、幻觉、嗜睡甚至昏迷等意识障碍；成年人血糖低于 2.8mmol/L(50mg/dl)

2

紧急评估

A： 有无气道阻塞

B： 有无呼吸，呼吸的频率和程度

B： 有无体表可见大量出血

C： 有无脉搏，循环是否充分

S： 神志是否清楚

- 气道阻塞 → ● 清除气道异物，保持气道通畅：大管径管吸痰 ● 气管切开或者插管
- 呼吸异常 → ● 清除气道异物，保持气道通畅：大管径管吸痰 ● 气管切开或者插管 → 心肺复苏
- 呼之无反应、无脉搏 → 心肺复苏

无上述情况或经过上述处理解除危及生命的情况

3

快速检测血糖

确认血糖低于 2.8 mmol/L

4

紧急治疗

- 可口服者，口服 50%葡萄糖液 100～200ml；甚至可给予糖类饮食饮料(如牛奶)
- 选取大静脉建立静脉通道：予 50%葡萄糖液 50～100ml 静注，继而 10%葡萄糖持续静滴(可能需要 20%或 30%葡萄糖)
- 无效，或无法建立静脉通道者：胰高糖素 1～2mg 皮下或静注、肌注，无效不重复

5

确定诊断

- Whipple 三联征（低血糖症状、发作时血糖低于 2.8mmol/L、供糖后症状迅速改善）

6

- 平卧休息
- 保持呼吸道通畅
- 吸氧，保持血氧饱和度 95%以上
- 进一步监护心电、血压、脉搏和呼吸
- 镇静：烦躁、抽搐者可给地西泮 5～10mg 或劳拉西泮 1～2mg 静脉注射
- 病情重者可同时给予氢化可的松或者地塞米松静脉滴注
- 稳定后、并且血糖回复正常水平后，留院观察 2～4 小时

7

寻找病因并相应治疗

去除各种诱发因素

第十九章

低血糖症抢救流程

(Hypoglycemia)

低血糖症通常是指血糖低于2.8mmol/L(50mg/dl),伴有或不伴有急性或进行性的靶器官损害。通常是糖尿病患者的并发症(反应性低血糖或者药物性低血糖)。

一、紧急评估、紧急处理

1. 紧急评估有无危及生命的情况　采用“ABBCS方法”快速评估,利用5~20秒快速判断患者有无危及生命的最紧急情况:

A. 气道是否通畅

B. 是否有呼吸

B. 是否有体表可见大量出血

C. 是否有脉搏

S. 神志是否清醒

2. 如果有上述危及生命的紧急情况应迅速解除　包括开放气道、保持气道通畅、心肺复苏、立即对外表能控制的大出血进行止血等。

二、次级评估与救治

1. 初步怀疑低血糖症的表现　患者突然出现饥饿感、软弱无力、面色苍白、出冷汗、头晕、心慌、脉快、肢体颤抖;情绪激动、幻觉、嗜睡甚至昏迷等意识障碍。

2. 成年人血糖低于2.8mmol/L(50mg/dl)　在采取紧急处理同时采集静脉血检查血葡萄糖含量,不可在获得结果后才予以治疗。

3. 紧急处理

(1) 可口服者,口服50%葡萄糖液100~200ml;如果没有葡萄糖可给予糖类饮食饮料(如牛奶、果汁、糖水等)。口服后要观察到患者意识完全恢复。

(2) 选取大静脉建立静脉通道:予50%葡萄糖液50~100ml静注,继而10%葡萄糖持续静滴(可能需要20%或30%葡萄糖)。

(3) 无效或无法建立静脉通道者:胰高糖素1~2mg皮下或静注、肌注,无效不重复。胰高糖素可以拮抗胰岛素的作用,促进肝糖原分解和糖异生。注射5分钟左右可能起效,但是可以引起低血钾。由于该药作用时间较短,而且会再次出现低血糖,因此在注射后要及时补充葡萄糖或者进食。

三、临床表现与进一步评估、救治

1. 了解是否有糖尿病史、目前服用的抗糖尿病药、其他治疗药物以及滥用药物的情况等。评估近期血糖控制情况。

2. 体格检查

(1) 测量双侧血压,对于肥胖患者应注意采用合适大小的袖带。

(2) 注意神经系统体征。

3. 具有 Whipple 三联征(低血糖症状、发作时血糖低于 2.8mmol/L、供糖后症状迅速改善)者可以确定诊断。

4. 低血糖症的进一步治疗原则

(1) 平卧休息并保持呼吸道通畅,监护心电、血压、脉搏和呼吸。

(2) 吸氧,保持血氧饱和度 95%以上。

(3) 对于烦躁、抽搐者可给地西泮 5～10mg 或劳拉西泮 1～2mg 静脉注射镇静。

(4) 稳定后、并且血糖回复正常水平后,留院观察 2～4 小时。

(5) 寻找导致低血糖的病因和各种诱因并相应治疗,去除诱发因素。

5. 顽固性低血糖症的救治

(1) 病情重者可同时给予氢化可的松或者地塞米松静脉滴注。

(2) 没有使用过胰高糖素者:给予胰高糖素 1～2mg 皮下或静注、肌注。

(3) 继续静脉给予高浓度葡萄糖液。

糖尿病酮症酸中毒抢救流程

（Diabetic Ketoacidosis）

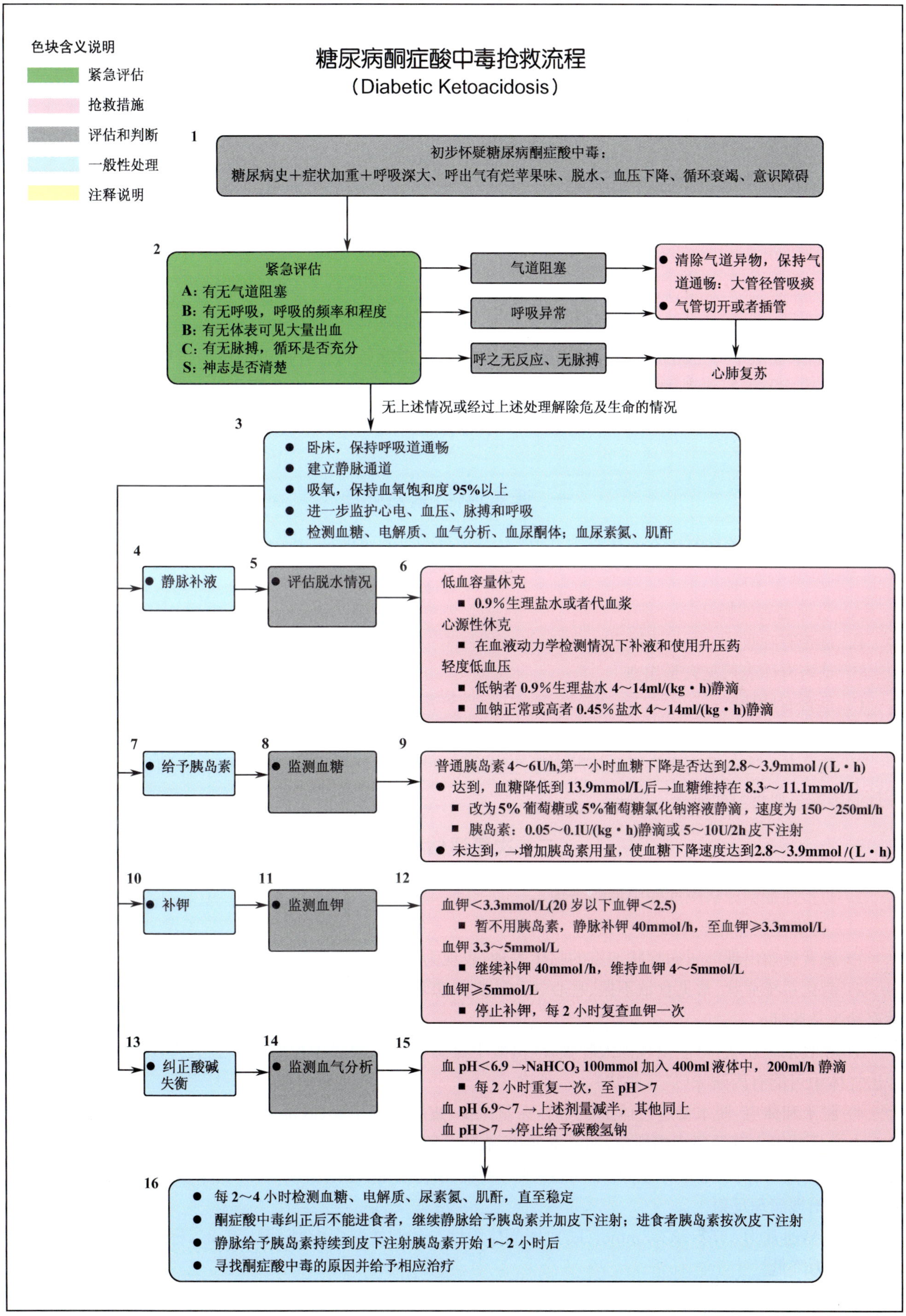

第二十章 糖尿病酮症酸中毒抢救流程

(Diabetic Ketoacidosis)

糖尿病酮症酸中毒是糖尿病急性并发症之一。通常是指糖尿病患者在多种诱因作用之下，体内胰岛素极度缺乏，组织不能有效利用葡萄糖导致血糖显著升高。此时脂肪分解产生高酮体血症和酮尿伴代谢性酸中毒及明显水电解质紊乱，导致高血糖、高血酮、高尿酮、脱水、电解质紊乱和代谢性酸中毒为特点的临床综合征。

一、紧急评估、紧急处理

1. 紧急评估有无危及生命的情况　采用“ABBCS 方法”快速评估，利用 5～20 秒快速判断患者有无危及生命的最紧急情况：

A. 气道是否通畅

B. 是否有呼吸

B. 是否有体表可见大量出血

C. 是否有脉搏

S. 神志是否清醒

2. 如果有上述危及生命的紧急情况应迅速解除　包括开放气道、保持气道通畅、心肺复苏、立即对外表能控制的大出血进行止血等。

二、次级评估与救治

1. 初步怀疑糖尿病酮症酸中毒的表现

(1) 初步怀疑糖尿病酮症酸中毒：

1) 患者突然出现糖尿病症状加重的临床表现：表现为烦渴、尿量增多，疲倦乏力等。

2) 消化系统症状：常见食欲不振、恶心、呕吐，少数患者可出现广泛性腹痛、腹肌紧张及肠鸣音减弱，常被误诊为急腹症。

3) 呼吸系统症状：可能出现深大呼吸；严重酸中毒患者由于呼吸中枢麻痹和肌无力，呼吸渐浅而缓慢。呼出气体中可能有丙酮味(烂苹果味)。

4) 脱水和休克：脱水量超过体重 5%时，尿量减少、皮肤粘膜干燥、眼窝下陷。脱水量超过体重 15%时，由于血容量减少出现循环衰竭征象，如心率加快、血压下降、四肢厥冷。

5) 意识障碍：有明显个体差异，早期感头晕、头痛，精神萎靡，逐渐出现嗜睡、烦躁、迟钝、腱反射消失、昏迷。经常出现病理反射。

6) 血糖通常为 16.7～33.3mmol/L，血尿酮体阳性。代谢性酸中毒时 pH<7.35，标准碳酸氢根或二氧化碳结合力降低。

(2) 糖尿病昏迷的鉴别(表 20-1)：

(3) 病情程度评估：

1) 轻度：单纯酮症，并无酸中毒。

2) 中度：存在轻至中度酸中毒。

3) 重度：酮症酸中毒伴昏迷，或虽然无昏迷但是已经达重度酸中毒水平。

表 20-1　糖尿病昏迷的鉴别

	酮症酸中毒	低血糖昏迷	高渗性高血糖昏迷	乳酸性酸中毒
病史	起病慢（2～4 天）。多发生于青少年、多有糖尿病史，常有感染、胰岛素治疗中断等病史	起病急（以分钟计）。有糖尿病史，有注射胰岛素、口服降血糖药、进食过少、剧烈体力活动等病史	起病慢（数日）。多发生于老年人，常有糖尿病史，常有感染、呕吐、腹泻等病史	起病较急。常有肝、肾功能不全，低血容量休克，心衰，饮酒，服用双胍类降糖药等病史
症状	有厌食、恶心、呕吐，口渴、多尿、昏睡等	有饥饿感、多汗、心悸、手抖等交感神经兴奋表现	有嗜睡、幻觉、震颤、抽搐等	有厌食、恶心、昏睡及伴发病的症状
皮肤	失水、燥红	潮湿、多汗	失水	失水
呼吸	深、快	正常	加快	深、快
血压	下降	正常或稍高	下降	下降
尿糖	阳性＋＋＋＋	阴性或＋	阳性＋＋＋＋	阴性或＋
尿酮	＋～＋＋＋	阴性	阴性或＋	阴性或＋
血糖	显著增高 16.7～33.3mmol/L	显著降低＜2.8mmol/L	显著增高 33.3mmol/L 以上	正常或增高
血酮	显著增高	正常	正常或稍增高	正常或稍增高
血钠	降低或正常	正常	正常或显著升高	降低或正常
pH 值	降低	正常	正常或降低	降低
CO_2 结合力	降低	正常	正常或降低	降低
乳酸	稍升高	正常	正常	显著升高
血浆渗透压	正常或稍升高	正常	显著升高，＞350mOsm/L	正常

2. 紧急治疗

(1) 纠正水、电解质紊乱：

1) 静脉补液种类：一般以补充等渗液为主。血糖为 13.9mmol/L(250mg/dl)以上者补充生理盐水。血糖下降至 13.9mmol/L 以下后为避免低血糖，可以开始补充 5%葡萄糖或葡萄糖盐水，同时以 2～4g∶1U(葡萄糖∶胰岛素)的比例在液体中加入一定量的胰岛素。只有在合并高渗透压的情况下，才考虑补给低渗盐水(0.45%氯化钠液)。

2) 静脉补液量与速度：需视失水情况而定，原则上先快后慢，一般应在 24 小时内纠正脱水。对于心功能正常的患者，前 4 个小时补充总脱水量的 1/3～1/2，以尽早纠正细胞外脱水和高渗。严重脱水的患者可在第 1 小时内静脉输入 0.9%生理盐水 1 000ml[15～20ml/(kg·h)]。补液后能保持尿量在 2ml/min 以上为宜。对合并心脏病者适当减少补液量和速度，可在血流动力学检测情况下补液和使用升压药。

3) 静脉补钾：酮症酸中毒患者通常存在严重失钾，在扩充血容量、使用胰岛素和纠正酸中毒的过程中血钾会进一步降低。因此，除非患者有肾功能不全、无尿或高血钾等情况，应在开始输液、有尿后即开始静脉补钾。补钾量可参考治疗前血钾水平，血钾＜3.0mmol/L、＜4.0mmol/L 和＜5.0mmol/L 时，补充量分别为每小时氯化钾 3g、2g 和 1g。常用 10%氯化钾静脉滴注(浓度 3‰，速度 20～40mmol/h)，可同时口服补钾但相应降低静脉补充量，24 小时补氯化钾总量 6～10g。需要重视的是，若病人存在严重低血钾，需在血钾恢复到 2.5～3.3mmol/L 以上后才给予胰岛素，否则可能发生呼吸骤停和严重心律失常。

如患者有肾功能不全、血钾过高（≥6.0mmol/L）或无尿时则暂缓补钾。静脉补钾过程中应监测血钾、尿量和心电图，以调整剂量。

4）静脉补充其他电解质：通常补液过程中输注的生理盐水即可纠正钠和氯的丢失。

（2）胰岛素：胰岛素增加葡萄糖的利用，加速葡萄糖的无氧酵解和有氧氧化，促进肝糖原和肌糖原的合成和贮存。促进葡萄糖转变为脂肪，抑制糖原分解和糖异生，从而使血糖降低。还能抑制脂肪分解，使酮体生成减少，纠正酮症酸中毒（纠正酮症的时间比纠正高血糖要长），也能促进蛋白质合成，抑制蛋白质分解。

静脉给予小剂量胰岛素安全有效。成人按 0.1U/(kg·h) 为起始剂量，通常 4～6U/h，不超过 10U/h。

1）普通胰岛素 0.15U/kg 静注，然后以 0.1U/(kg·h) 的速度持续静滴；或 0.2U/kg，分别静注和皮下/肌肉注射，然后采用 0.1U/(kg·h) 皮下/肌肉注射一次。重度病例或血糖过高（>33.6mmol/L）或血压偏低者，可使用首剂冲击剂量 20U 静脉注射。但是需要注意的是病情较重、末梢循环不良者通常采用持续小剂量静脉注射，皮下注射的效果较差。

2）以后根据血糖下降程度调整：血糖下降速度为 4.2～5.6mmol/(L·h)（75～100mg/dl）较理想。如血糖下降幅度小于治疗前水平的 30%，胰岛素的剂量需加倍。采用皮下/肌肉注射胰岛素的患者另增加 10u 静脉注射，每小时 1 次，直至血糖下降达 2.8～3.9mmol/(L·h)；如脱水基本纠正，血糖下降幅度不满意，胰岛素剂量加倍直至血糖下降达 2.8～3.9mmol/(L·h)。

3）血糖下降过快可能导致脑水肿，应注意避免。

（3）纠正酸碱失衡：一般在胰岛素治疗后即可控制酮体产生，逐渐纠正酸中毒。仅在严重酸中毒时才考虑静脉补碱，指征是 pH<7.1、HCO_3^-<10mmol/L 或 CO_2-CP<10mmol/L。酌情给予小剂量 5%碳酸氢钠，禁用乳酸钠。补碱后应监测动脉血气。当血 pH≥7.2 或 CO_2-CP≥15mmol/L 时应停止使用碱性药物。

3. 其他处理

（1）平卧休息。

（2）保持呼吸道通畅。必要时吸氧，保持血氧饱和度 95%以上。

（3）监护心电、血压、脉搏和呼吸。记录出入量。

（4）每 2 小时采血测定血糖、尿糖、酮体、电解质和血气、肾功能等指标。以便及时调整治疗方案。

（5）对于烦躁、抽搐者可给地西泮 5～10mg 或劳拉西泮 1～2mg 静脉注射镇静。

（6）昏迷或存在呕吐、腹胀、胃潴留或胃扩张的患者，应留置胃管，实施胃肠减压。

三、临床表现与进一步评估、救治

1. 血糖下降后进一步措施

（1）血糖下降至 14mmol/L 以下者，为避免低血糖可以开始补充 5%葡萄糖或葡萄糖氯化钠溶液，同时以 2～4g：1u（葡萄糖：胰岛素）的比例在液体中加入一定量的胰岛素，直至病情好转。

（2）尿酮转阴、患者可以恢复进食后，宜停止静脉注射，恢复多次皮下注射。停止静脉注射前 1 小时，应皮下注射 8u 胰岛素，以防止血糖反跳。

（3）通常病情缓解后还需口服补钾 3～4 天。

2. 进一步原发病治疗　寻找导致酮症酸中毒的病因和各种诱因并相应治疗，去除诱发因素。各种诱因包括急性感染、腹泻及应激状态（包括外伤、手术、分娩等）。

3. 其他治疗方法　对于上述治疗无效的严重患者可给予生长抑素。作用机制是抑制胰高血糖的分泌，降低糖异生和抑制酮体生成。用量是以 100～500μg/h 的速度静脉滴注，同时配合胰岛素治疗。可能有恶心、呕吐、眩晕、脸红等副作用。

糖尿病非酮症高渗性综合征抢救流程

(Diabetic Hyperglycemic Hyperosmolar State)

色块含义说明

- 紧急评估
- 抢救措施
- 评估和判断
- 一般性处理
- 注释说明

1 初步怀疑糖尿病非酮症高渗性综合征：
糖尿病史＋症状加重＋脱水和周围循环衰竭、血浆渗透压升高、意识障碍

2 紧急评估
A：有无气道阻塞
B：有无呼吸，呼吸的频率和程度
B：有无体表可见大量出血
C：有无脉搏，循环是否充分
S：神志是否清楚

气道阻塞 →
- 清除气道异物，保持气道通畅：大管径管吸痰
- 气管切开或者插管

呼吸异常 →
- 清除气道异物，保持气道通畅：大管径管吸痰
- 气管切开或者插管

→ 心肺复苏

呼之无反应、无脉搏 → 心肺复苏

无上述情况或经过上述处理解除危及生命的情况

3
- 卧床，保持呼吸道通畅
- 建立静脉通道
- 吸氧，保持血氧饱和度95%以上
- 进一步监护心电、血压、脉搏和呼吸
- 检测血糖、电解质、血气分析；血尿素氮、肌酐；血尿酮体

4 ● 静脉补液 → 5 ● 评估脱水情况 → 6

心功能正常者第一小时静脉给0.9%生理盐水1L[15～20ml/(kg·h)]。
治疗关键是纠正脱水、恢复血容量、纠正高渗透压，重在积极补液
低血容量休克 → 0.9%生理盐水或者代血浆
心源性休克 → 在血液动力学检测情况下补液和使用升压药
轻度低血压
- ■ 低钠者0.9%生理盐水4～14ml/(kg·h)静滴
- ■ 血钠正常或高者0.45%盐水4～14ml/(kg·h)静滴

7 ● 给予胰岛素 → 8 ● 监测血糖 → 9

普通胰岛素4～6U静注，继以0.1U/(kg·h)静滴。血糖是否在一小时降低2.8mmol/L以上
- ● 达到，血糖降低到16.7mmol/L后改为0.45%盐水静滴
  - ■ 胰岛素：0.05～0.1U/(kg·h)静滴→血糖维持在13.9～16.7mol/L
  - ■ 继续补液和给予胰岛素至血浆渗透压≤315mOsm/L及神志清醒
- ● 未达到→胰岛素量加倍至血糖每小时降2.8～3.9mol/L

10 ● 补钾 → 11 ● 监测血钾 → 12

血钾＜3.3mmol/L(20岁以下血钾＜2.5)
- ■ 暂不用胰岛素，静脉补钾40mmol/h，至血钾≥3.3mmol/L

血钾3.3～5mmol/L→继续补钾20～40mmol/h,维持在3.5～5mmol/L
血钾≥5mmol/L →停止补钾，每2小时复查血钾一次

13 ● 纠正酸碱失衡 → 14 ● 监测血气分析 → 15

血pH＜6.9→$NaHCO_3$ 100mmol加入400ml液体中静滴，至pH＞7
血pH 6.9～7→上述剂量减半，其他同上
血pH＞7→停止给予碳酸氢钠

16
- 每2～4小时检测血糖、电解质、尿素氮、肌酐，直至稳定
- 酮症酸中毒纠正后不能进食者，继续静脉给予胰岛素并加皮下注射；进食者胰岛素按次皮下注射
- 静脉给予胰岛素持续到皮下注射胰岛素开始1～2小时后
- 寻找酮症酸中毒的原因并给予相应治疗

第二十一章

糖尿病非酮症高渗性综合征抢救流程

(Diabetic Hyperglycemic Hyperosmolar State)

糖尿病非酮症高渗性综合征也是糖尿病急性并发症之一。

糖尿病非酮症高渗性综合征多发生在老年 2 型糖尿病，通常是在体内胰岛素相对不足的情况下，出现了引起血糖急剧升高的因素，同时伴有严重失水，导致血糖显著升高。本综合征常伴有神经系统功能损害症状，严重者昏迷，病情严重，死亡率高。

一、紧急评估、紧急处理

1. 紧急评估有无危及生命的情况　采用“ABBCS 方法”快速评估，利用 5～20 秒快速判断患者有无危及生命的最紧急情况：

A. 气道是否通畅

B. 是否有呼吸

B. 是否有体表可见大量出血

C. 是否有脉搏

S. 神志是否清醒

2. 如果有上述危及生命的紧急情况应迅速解除　包括开放气道、保持气道通畅、心肺复苏、立即对外表能控制的大出血进行止血等。

二、次级评估与救治

(一) 初步怀疑糖尿病非酮症高渗性综合征的表现

1. 初步怀疑糖尿病非酮症高渗性综合征：

(1) 患者突然出现糖尿病症状加重的临床表现：表现为烦渴、尿量增多，疲倦乏力等。

(2) 脱水和周围循环衰竭表现：逐渐出现，表现为皮肤干燥、弹性降低，尿量减少、口干、眼窝凹陷、血压下降、四肢厥冷，甚至休克。

(3) 神经系统症状和体征：因血浆渗透压升高的程度和速度不同表现各异，各种程度的意识障碍，如淡漠、嗜睡等。约半数患者会出现意识模糊，约 1/3 患者发生昏迷。体征多样，除昏迷外可以出现癫痫样大发作、轻偏瘫、失语、自发性肌肉收缩、眼球震颤、视觉障碍、病理反射阳性、中枢性体温升高等。

(4) 血糖显著升高，常超过 33.3mmol/L(600mg/dl)，尿糖强阳性，血尿酮体阴性或仅轻度升高。

(5) 血电解质及血浆渗透压：可正常、降低或升高。通常患者存在钠、钾的丢失，但是血钠、血钾水平除了取决于电解质丢失的情况，还取决于在细胞内外的分布状况和失水的程度；尿素氮和肌酐常显著升高，其升高程度反映严重脱水和肾功能不全；血浆渗透压显著升高，常＞320mOsm/L，可直接测定或通过公式计算：血浆渗透压＝2(钠＋钾)＋血糖/18＋尿素氮/2.8。约半数患者存在轻度代谢性酸中毒，但是通常动脉血 pH＞7.3、CO_2-CP≥15mmol/L。

2. 病情程度评估(参见表 17-1)：

(1) 轻度脱水：失水量为体重的5%。精神稍差，略有烦躁不安。皮肤稍干燥，弹性尚可。眼窝和前囟稍凹陷，哭时有泪，口唇粘膜略干，尿量稍减少。

(2) 中度脱水：失水量为体重的5%～10%。精神萎靡或烦躁不安。皮肤苍白、干燥，弹性较差。眼窝和前囟明显凹陷，哭时泪少，口唇粘膜干燥，四肢稍凉，尿量明显减少。

(3) 重度脱水：失水量为体重的10%以上。呈重病面容，精神极度萎靡，表情淡漠，昏睡甚至昏迷。皮肤发灰或有花纹、干燥，弹性较差。眼窝和前囟深凹陷，眼睑闭不合，两眼凝视，哭时无泪，口唇黏膜极干燥。可出现休克症状如心音低顿、脉细速、血压下降、四肢厥冷、尿量极少或无尿。

(二) 紧急治疗

治疗原则和措施与糖尿病酮症酸中毒基本相同，治疗的关键是纠正严重脱水，恢复血　容量，纠正高渗状态和相关的病理生理变化。因此积极补液是治疗的关键措施。

1. 纠正水、电解质紊乱：

(1) 补液途径：静脉和胃肠道补液，老年患者应该尽量通过胃肠补充，有效、简单而安全。

(2) 静脉补液种类：

1) 血钠正常首选生理盐水(等渗液)，如血容量恢复、血压上升、血浆渗透压仍不下降，则可改用低渗液。

2) 血压偏低，血钠≤150mmol/L 者用生理盐水。

3) 无低血压，血钠≥150mmol/L 者可补 0.45%氯化钠溶液。

4) 血糖下降到 13.9mmol/L(250mg/dl)时为避免低血糖，可改为 5%葡萄糖液或葡萄糖盐水加胰岛素(葡萄糖∶胰岛素＝2～4g∶1U)。若存在休克、低血压状态，则在补充等渗液的同时可间断输入血浆或全血等胶体液。

5) 输入过量的低渗液有诱发脑水肿和溶血的危险，必须慎用。

(3) 静脉补液量：糖尿病非酮症性高渗综合征患者的脱水程度通常比糖尿病酮症酸中毒严重。补液总量一般按体重的 1%～12%计算，也可根据血浆渗透压、红细胞压积等计算。

(4) 静脉补液速度：补液速度需视失水情况而定，原则上先快后慢，一般应在 12～24 小时内纠正脱水。对于心功能正常的患者，前 4 个小时补充总脱水量的 1/3～1/2，以尽早纠正细跑外脱水和高渗。严重脱水的患者可在第 1 小时内静脉输入 0.9%生理盐水 1 000ml[15～20ml/(kg·h)]。补液后能保持尿量在 2ml/分钟以上为宜。老年、心功能不全的患者应适当减少补液量和速度，在补液的过程中注意观察尿量、颈静脉充盈程度等，必要时可在血流动力学检测情况下指导补液。

(5) 静脉补钾：糖尿病非酮症性高渗综合征患者通常也存在严重失钾，在扩充血容量，使用胰岛素的过程中血钾会进一步降低。因此，除非患者有肾功能不全、无尿或高血钾等情况，应在开始输液、有尿后即开始静脉补钾。补钾量可参考治疗前血钾水平，血钾＜3.0mmol/L、＜4.0mmol/L 和＜5.0mmol/L 时，补充量分别为每小时氯化钾 3g、2g 和 1g。常用 10%氯化钾静脉滴注(浓度 3‰，速度 20～40mmol/h)，可同时口服补钾但相应降低静脉补充量，24 小时补充氯化钾总量 6～10g。需要重视的是，若病人存在严重低血钾，需在血钾恢复到 2.5～3.3mmol/L 以上后才给予胰岛素，否则可能发生呼吸骤停和严重心律失常。

如患者有肾功能不全、血钾过高(≥6.0mmol/L)或无尿时则暂缓补钾。静脉补钾过程中应监测血钾、尿量和心电图，以调整剂量。

(6) 静脉补充其他电解质：通常补液过程中输注生理盐水即可纠正钠和氯的丢失。

2. 胰岛素

(1) 基本同糖尿病酮症酸中毒，但是糖尿病非酮症高渗性综合征患者需要的胰岛素剂量较糖尿病酮症酸中毒患者少，需注意血糖下降过快不利于血容量的纠正。通常采用小剂量持续静脉滴注，如不能达到理想的血糖下降，首先应排除补液不足，其次才考虑将胰岛素剂量增加 50%～100%。

(2) 中重度患者，且无低血钾，给予普通胰岛素 0.1～0.15U/kg 静注，然后以 0.1U/(kg·h)的速度持续静滴。每小时 1 次，血糖下降至 16.7mmol/L(300mg/dl)，胰岛素改为 0.05～0.1U/(kg·h)静滴，维持血糖在 13.9～16.7mmol/L（250～300mg/dl）之间，继续按照计划输液和给予胰岛素直至血浆渗透压≤315mOsm/L 及意识清醒。

3. 纠正酸碱失衡 一般在胰岛素治疗后即可控制酮体产生，逐渐纠正酸中毒。仅在严重酸中毒时才考虑静脉补碱，指征是 pH＜7.1、HCO_3^-＜10mmol/L 或 CO_2-CP＜10mmol/L。酌情给予小剂量 5％碳酸氢钠，禁用乳酸钠。补碱后应监测动脉血气。当血 pH≥7.2 或 CO_2-CP≥15mmol/L 时应停止使用碱性药物。

（三）其他处理

1. 平卧休息

2. 保持呼吸道通畅。必要时吸氧，保持血氧饱和度 95％以上。

3. 监护心电、血压、脉搏和呼吸。记录出入量。

4. 每 2 小时采血测定血糖、尿糖、酮体、电解质和血气、肾功能等指标。以便及时调整治疗方案。

5. 对于烦躁、抽搐者可给地西泮 5～10mg 或劳拉西泮 1～2mg 静脉注射镇静。

三、临床表现与进一步评估、救治

1. 血糖下降后进一步措施

（1）血糖下降至 16.7mmol/L 以下者，胰岛素改为 0.05～0.1U/（kg·h）静滴，维持血糖在 13.9～16.7mmol/L（250～300mg/dl）之间，继续按照计划输液和给予胰岛素（葡萄糖∶胰岛素＝2～4g∶1U）直至血浆渗透压≤315mOsm/L 及意识清醒。

（2）病情好转、患者可以恢复进食后，宜停止静脉注射，恢复多次皮下注射。停止静脉注射前 1～2 小时，应皮下注射 8U 胰岛素，以防止血糖反跳。

（3）通常病情缓解后还需口服补钾 3～4 天。

2. 进一步治疗原发病 寻找导致糖尿病非酮症高渗性综合征的病因并相应治疗，去除诱发因素（包括急性感染、腹泻及外伤、手术、分娩等应激状态）。如抗感染，停用引起高渗状态的药物。积极治疗并发症，如血栓形成，脑水肿等。

3. 其他治疗方法 对于上述治疗无效的严重患者可给予生长抑素。作用机制是抑制胰高血糖的分泌，降低糖异生和抑制酮体生成。用量是以 100～500μg/h 的速度静脉滴注，同时配合胰岛素治疗。可能有恶心、呕吐、眩晕、脸红等副作用。

色块含义说明

- 紧急评估（绿色）
- 抢救措施（粉色）
- 评估和判断（灰色）
- 一般性处理（蓝色）
- 注释说明（黄色）

高钾血症抢救流程

(Hyperkalaemia)

1

初步怀疑高钾血症：
高钾的原因及原发病＋抑制心肌收缩、心律缓慢、室颤、停搏；四肢麻木无力等神经肌肉症状

2

紧急评估
- A：有无气道阻塞
- B：有无呼吸，呼吸的频率和程度
- B：有无体表可见大量出血
- C：有无脉搏，循环是否充分
- S：神志是否清楚

气道阻塞 / 呼吸异常 →
- 清除气道异物，保持气道通畅：大管径管吸痰
- 气管切开或者插管

→ 心肺复苏

呼之无反应、无脉搏 → 心肺复苏

无上述情况或经过上述处理解除危及生命的情况

3

- 卧床，保持呼吸道通畅。吸氧，保持血氧饱和度95%以上
- 建立静脉通道
- 进一步监护心电、血压、脉搏和呼吸
- 镇静：烦躁、抽搐者可给地西泮5～10mg或劳拉西泮1～2mg静脉注射

4

检测血电解质(K/Na/Cl)和心电图
- 快速检测血钾，确认血钾高于5.5mmol/L
- 心电图改变早期为T波高而尖、Q-T间期延长，进一步发展则可产生交界性和室性心律不齐、QRS波群增宽、PR间期延长和P波消失。严重者出现室性停搏或心室纤颤

5

紧急治疗
- 首先去除引起高钾血症的原因及治疗原发病。一旦发现高钾血症时，应立即停止补钾
- 积极采取保护心脏的急救措施，对抗钾的毒性作用；促使钾向细胞内转移；排除过多的钾以降低血钾浓度。
  (1) 静注钙剂：10%葡萄糖酸钙10～20ml静脉缓慢推注，或30～40ml加入液体滴注，可重复使用。如心电图恶化或心脏停搏,葡萄糖酸钙可以快速静脉推注(5～10ml推注2分钟)
  (2) 葡萄糖加胰岛素：一是50%葡萄糖100～200ml加胰岛素静脉滴注(糖：胰岛素=4：1)；或者普通胰岛素5～10U静脉快速推注，继而立即50%葡萄糖50ml快速灌注，再以10%葡萄糖水50ml/h防止低血糖
  (3) 静脉注射高渗碱性钠盐：5%碳酸氢钠溶液60～100ml，或11.2%乳酸钠溶液40～60ml，静脉缓慢注射或静脉滴注，无效可再重复一次。需要注意的是该方法效果新近已被质疑

6

上述治疗无效：
- 吸入 β_2-受体激动剂：如舒喘灵气雾剂大剂量吸入，30分钟内开始作用，持续2～4小时。注射阿托品对心脏传导阻滞有一定作用
- 透析疗法：肾功能不全、经上述治疗后血清钾仍不下降时可选血液透析和腹膜透析
- 阳离子交换树脂：硫酸聚苯乙烯钠15g置于70%山梨醇50ml口服,每4～6小时次。因肠梗阻或其他原因不能服药的病人可给予类似剂量作保留灌肠

7

进一步原发病治疗：
- 寻找导致高钾的病因和各种诱因并相应治疗，去除诱发因素

第二十二章

高钾血症抢救流程

（Hyperkalaemia）

血清钾浓度高于5.5mmol/L称为高钾血症（正常范围为3.5～5.5mmol/L）。在大多数情况下，高钾血症的患者也伴有体钾总量的增加，但是高钾血症时机体的含钾总量不一定增多，可能是细胞内钾向细胞外转移所致。因高钾血症常常没有或很少有症状而骤然致心脏停搏，所以应及早发现，及早防治。

正常从饮食中摄入钾量远低于肾脏排钾量，故引起高血钾的原因大多与肾功能减退、不能有效地排出钾而致体内钾增多有关。可分为三类：肾排钾困难（如急性肾功能衰竭的少尿阶段、盐皮质激素不足等）；进入体内（血液内）的钾过多（如静脉输入过多，过快，输注大剂量青霉素钾盐或大剂量库存血、服用含钾药物等）；细胞内钾移入细胞外液（如缺氧、酸中毒、持续性抽搐、大量溶血、大量内出血、大血肿、挤压综合征等均可使细胞内钾释出）。

一、紧急评估、紧急处理

1. 紧急评估有无危及生命的情况　对于所有骤然发生的心脏停搏事件均应该考虑有可能是“高钾血症”所致。

采用“ABBCS方法”快速评估，利用5～20秒快速判断患者有无危及生命的最紧急情况：

A. 气道是否通畅

B. 是否有呼吸

B. 是否有体表可见大量出血

C. 是否有脉搏

S. 神志是否清醒

2. 如果有上述危及生命的紧急情况应迅速解除　包括开放气道、保持气道通畅、心肺复苏、立即对外表能控制的大出血进行止血等。

二、次级评估与救治

1. 初步怀疑高钾血症的表现

(1) 患者突然出现以神经、肌肉和心脏功能障碍为主的临床表现。症状取决于原发疾病、血钾升高程度、速度等，通常无特异症状，主要是钾对心肌和骨骼肌的毒性作用。

1) 抑制心肌收缩，出现心律缓慢，心律不齐，严重时心室颤动、心脏停搏于舒张状态。

2) 神经肌肉症状：早期常有四肢及口周感觉麻木，极度疲乏、肌肉酸疼、肢体苍白、湿冷。血钾浓度达7mmol/L时，四肢麻木、软瘫，最后影响到呼吸肌而发生窒息。

3) 高血钾时可致代谢性酸中毒。

(2) 血清钾浓度大于5.5mmol/L。

(3) 特征性心电图表现：最初心电图改变是T波高而尖、Q-T间期延长，进一步高钾血症（>6.5mmol/L）则可能产生交界性和室性心律不齐、QRS波群增宽、PR间期延长和P波消失。最后出现室性停搏或心室纤颤。

2. 紧急处理　首先去除引起高钾血症的原因及治疗原发病。一旦发现高钾血症时，应立即停止补钾。

积极采取保护心脏的急救措施，对抗钾的毒性作用；促使钾向细胞内转移；排除体内过多的钾，以降低血清钾浓度。当出现心脏毒性，血浆钾>6mEq/L时，下述措施应立即快速依次进行，不需等待重复血浆钾测定：

(1) 静注钙剂：钙与钾有对抗作用，能缓解钾对心肌的毒性作用。10%葡萄糖酸钙10～20ml静脉缓慢推注，或30～40ml加入液体滴注，可重复使用。如心电图恶化或心脏停搏，葡萄糖酸钙可以快速静脉推注(5～10ml推注2分钟)。正在使用洋地黄者应该谨慎，因为可促发低钾血症相关的心律失常。

(2) 葡萄糖加胰岛素：当葡萄糖合成糖原时，将钾转入细胞内。对血浆钾的作用在15分钟内起效。一种方法是50%葡萄糖100～200ml加胰岛素静脉滴注(4g糖加1U普通胰岛素)；另一种方法是普通胰岛素5～10U静脉快速推注，继而立即50%葡萄糖50ml快速灌注，但应继以10%葡萄糖水50ml/h防止低血糖。

(3) 静脉注射高渗碱性钠盐：5%碳酸氢钠溶液60～100ml，或11.2%乳酸钠溶液40～60ml，静脉缓慢注射或静脉滴注，无效可再重复一次。这种高渗碱性钠盐可扩充血容量，以稀释血清钾浓度，使钾离子移入细胞内，纠正酸中毒以降低血清钾浓度；注入的钠离子对钾也有对抗作用。需要注意的是高渗碱性钠盐治疗威胁生命的急性高钾血症效果新近已被质疑。

三、临床表现与进一步评估、救治

1. 进一步抗钾措施

(1) 吸入大剂量β_2-受体激动剂：如沙丁胺醇气雾剂吸入，此方法已证明有效和安全性，30分钟内开始作用，持续2～4小时。注射阿托品对心脏传导阻滞有一定作用。

(2) 透析疗法：肾功能不全、经上述治疗后血清钾仍不下降时可选血液透析和腹膜透析。

(3) 阳离子交换树脂：硫酸聚苯乙烯钠15g置于70%山梨醇50ml口服，每4～6小时/次。阳离子交换树脂通过肠道黏膜清除钾离子，山梨醇同用可以保证整个肠道畅通。因为肠梗阻或其他原因不能服药的病人可给予类似剂量作保留灌肠。但是树脂治疗作用缓慢。

2. 进一步原发病治疗　寻找导致高钾的病因和各种诱因并相应治疗，去除诱发因素。

3. 其他处理

(1) 平卧休息并保持呼吸道通畅，监护心电、血压、脉搏和呼吸。

(2) 吸氧，保持血氧饱和度95%以上。

(3) 对于烦躁、抽搐者可给地西泮5～10mg或劳拉西泮1～2mg静脉注射镇静。

(4) 病情重者可同时给予氢化可的松或者地塞米松静脉滴注。

急性酒精中毒抢救流程
(Acute Alcoholism)

色块含义说明

- 紧急评估
- 抢救措施
- 评估和判断
- 一般性处理
- 注释说明

1 初步怀疑急性酒精中毒：
服酒精史＋呼出气有酒味、面红、欣快感、多语、情感易激动、语无伦次，吐字不清，动作不协调，步态蹒跚、肌肉震颤、昏睡、昏迷等意识障碍

2 紧急评估
A：有无气道阻塞
B：有无呼吸，呼吸的频率和程度
B：有无体表可见大量出血
C：有无脉搏，循环是否充分
S：神志是否清楚

气道阻塞 → ● 清除气道异物，保持气道通畅：大管径管吸痰 ● 气管切开或者插管

呼吸异常 → ● 清除气道异物，保持气道通畅：大管径管吸痰 ● 气管切开或者插管 → 心肺复苏

呼之无反应、无脉搏 → 心肺复苏

无

3 次紧急评估：判断是否有严重或者其他紧急的情况
(意识改变者必须考虑到有无同时服其他药，合并头外伤、电解质失衡)

4
- 一般醉酒者：
  - 卧床休息、保暖
  - 给予大量浓茶或咖啡、柠檬汁等口服
  - 很快可自行恢复

5
- 卧床，头偏向一侧，口于最低位避免误吸
- 可能会有严重的抑制呼吸功能，应该保持呼吸道通畅
- 建立静脉通道
- 进一步监护心电、血压、脉搏和呼吸
- 吸氧，保持血氧饱和度95%以上
- 谨慎镇静：严重烦躁、抽搐者可给地西泮5～10mg、劳拉西泮1～2mg静注
- 如有条件进行血液酒精含量检测。中毒的标准因地而异，一般是在8～10mg/L
- 检测血电解质
- 特别注意判断患者是否有外伤，特别是头部外伤

6
- 脱去污染衣物，清水洗受染皮肤毛发
- 洗胃或催吐：因酒精吸收很快使得洗胃效果有限，不主张积极洗胃。清醒者可以催吐、引吐
- 镇吐：如呕吐次数较多，或出现干呕或呕吐胆汁，给胃复安10mg肌注，以防止出现急性胃粘膜病变。未出现呕吐，禁止应用镇吐剂
- 导泻：33%硫酸镁200ml或者25%甘露醇250ml口服或者灌胃
- 输液：生理盐水或者葡萄糖盐溶液2000～4000ml/d，注意电解质酸碱平衡
- 利尿：呋塞米20～40mg肌注或静注，必要时加倍重复使用

7 **促使乙醇转化：**
- 静脉滴注50%葡萄糖100ml和胰岛素10～20U，最好快速滴入，可加氯化钾。不加钾易低钾，但加氯化钾后影响滴速。
- 维生素 B_6 和烟酸各100mg肌注

其他解毒或者可选药物：
- 纳洛酮并不是解酒药，是否使用有极大争议
- 对于呼吸抑制者可以考虑给予中枢兴奋药物利他林、尼可刹米0.375g肌注等

8 **上述治疗无效：**
- 核实诊断正确性，必要时需CT检查，排除可能的合并症（如颅脑损伤等）
- 试用血液透析和血液灌流

第二十三章

急性酒精中毒抢救流程

(Acute Alcoholism)

急性酒精(乙醇)中毒系指饮酒所致的急性神经精神和躯体障碍。通常是指一次性饮大量乙醇类物质后对中枢神经系统的兴奋、抑制的状态。

急性酒精中毒与急性酒精过量难以界定。同时，人对酒精的耐受剂量个体差异极大，中毒量、致死量都相差悬殊，中毒症状和程度也不同。

一、紧急评估、紧急处理

1. 紧急评估有无危及生命的情况　采用“ABBCS方法”快速评估，利用5～20秒快速判断患者有无危及生命的最紧急情况：

A. 气道是否通畅

B. 是否有呼吸

B. 是否有体表可见大量出血

C. 是否有脉搏

S. 神志是否清醒

误吸和窒息导致气道阻塞是急性酒精中毒死亡的重要原因，必须特别重视。

2. 如果有上述危及生命的紧急情况应迅速解除　包括开放气道、保持气道通畅、心肺复苏、立即对外表能控制的大出血进行止血等。

二、次级评估与救治

1. 初步怀疑酒精中毒的表现　刚发生的过量饮酒史＋口腔或者呼气酒精味、流涎、多汗、肺部啰音、瞳孔缩小、肌肉震颤、意识障碍。

2. 次紧急评估　判断是否有严重或者其他紧急的情况，意识改变者必须考虑到有无同时服其他药，合并头外伤、电解质失衡，甚至与其他引起昏迷的疾病鉴别。

酒精中毒大致可以分成3期：兴奋期、共济失调期、昏睡期。

3. 紧急处理

(1) 卧床，头偏向一侧，口于最低位避免误吸。

(2) 保持呼吸道通畅：可能会有严重的抑制呼吸功能，应该保持呼吸道通畅。

(3) 建立静脉通道。

(4) 进一步监护心电、血压、脉搏和呼吸。

(5) 大流量吸氧，保持血氧饱和度95%以上。

(6) 保暖、维持正常体温，尤其是在现场和寒冷状态下更为重要。

(7) 谨慎镇静：对严重烦躁、抽搐者可给地西泮5～10mg、劳拉西泮1～2mg静注。

(8) 如有条件进行血液酒精含量检测(呼出气乙醇含量与血液乙醇含量相当)。中毒的标准因地而异,一般是在 8～10mg/L。

(9) 检测血电解质。

(10) 特别注意判断患者是否有外伤,特别是头部外伤。

4. 紧急解毒处理

(1) 脱去污染衣物,清水洗受染皮肤毛发。

(2) 可以催吐但是不推荐采用洗胃:因酒精吸收很快使得洗胃效果有限,不主张积极洗胃。清醒者可以催吐、引吐,常常采用咽部刺激方法。

(3) 镇吐:如呕吐次数较多,或出现干呕或呕吐胆汁,给甲氧氯普胺 10mg 肌肉注射,以防止出现急性胃黏膜病变。未出现呕吐,禁止应用镇吐剂。

(4) 导泻:33%硫酸镁 200ml 或者 25%甘露醇 250ml 口服或者灌胃。

(5) 输液:生理盐水或葡萄糖盐溶液 2 000～4 000ml/d,注意电解质酸碱平衡。对脱水明显者还需要适当加大液体入量。

(6) 利尿:呋塞米 20～40mg 肌注或静注,必要时加倍重复使用 1～2 次。

5. 特效解毒药物

促使乙醇转化:

1) 静脉滴注 10%葡萄糖 500～1 000ml 和胰岛素 8～12 单位,最好快速滴入,可加氯化钾。不加钾易导致低血钾,但加入氯化钾后影响滴注速度。必要时可以加入 50%葡萄糖来加大液体中葡萄糖含量。

2) 维生素 B_6 和烟酸各 100mg 肌注。

三、临床表现与进一步评估、救治

1. 其他解毒或者可选药物

(1) 纳洛酮并不是解酒药,是否使用有极大争议。有报道说可以缩短苏醒时间,降低死亡率,但是缺乏严谨的研究报告支持。

(2) 对于呼吸抑制者可以考虑给予中枢兴奋药物利他林、尼可刹米 0.375g 肌注等。

(3) 美国许多医院常规使用以下的配方治疗酒精过量或中毒:5%葡萄糖+0.45%盐水 1000ml、硫酸镁 2g、叶酸 1mg 及维生素 B_1 100mg。

2. 上述治疗无效　核实诊断正确性。可以试用血液透析和血液灌流。

3. 一般醉酒者　卧床休息、保暖;给予大量浓茶或咖啡、柠檬汁等口服处理后很快可自行恢复。

色块含义说明

- 紧急评估
- 抢救措施
- 评估和判断
- 一般性处理
- 注释说明

急性有机磷中毒抢救流程

（Acute Organophosphate Poisoning）

1

初步怀疑有机磷农药中毒：

农药接触史＋口腔或者呼气大蒜臭味、流涎、多汗、肺部啰音、瞳孔缩小、肌肉震颤、意识障碍

2

紧急评估

A：有无气道阻塞

B：有无呼吸，呼吸的频率和程度

B：有无体表可见大量出血

C：有无脉搏，循环是否充分

S：神志是否清楚

→ 气道阻塞 → ● 清除气道异物，保持气道通畅：大管径管吸痰 ● 气管切开或者插管 → 心肺复苏

→ 呼吸异常 → ● 清除气道异物，保持气道通畅：大管径管吸痰 ● 气管切开或者插管 → 心肺复苏

→ 呼之无反应、无脉搏 → 心肺复苏

无上述情况或经过上述处理解除危及生命的情况

3

- 卧床，头偏向一侧，口于最低位避免误吸
- 保持呼吸道通畅
- 建立静脉通道
- 进一步监护心电、血压、脉搏和呼吸
- 吸氧，保持血氧饱和度95%以上
- 镇静：烦躁、抽搐者可给地西泮5～10mg或劳拉西泮1～2mg静脉注射
- 如有条件进行血清胆碱酯酶活性检测
- 检测血电解质

4

- 脱去污染衣物，清水洗受染皮肤毛发
- 洗胃或催吐：冷淡盐水，反复洗至无异味或总量2～5升
- 导泻：33%硫酸镁200ml或者25%甘露醇250ml灌胃
- 输液：生理盐水或葡萄糖盐溶液2000～4000ml/d，注意电解质酸碱平衡
- 利尿：呋塞米20～40mg肌注或静注，必要时加倍重复使用1～2次

5

阿托品：

- 按轻、中、重不同程度，每2～30分钟静注1～10mg，根据情况调整，达阿托品化后维持：
  - 气道分泌物减少（肺部啰音减少或消失）
  - 瞳孔散大
  - 口干、皮肤干燥
  - 颜面潮红
  - 心率加快
- 真正把握适度原则，必须做到用药个体化，避免阿托品中毒

复能剂：

- 是否使用或者何时使用目前有争议。解磷定成人每次0.4～0.8g，稀释后静滴或缓慢静注，必要时2～4小时重复1次(忌与碱性药物配伍）。也可以选择氯磷定(0.5～1g肌注)

6

上述治疗无效：

核实诊断正确性

试用血液透析和血液灌流

第二十四章

急性有机磷中毒抢救流程

(Acute Organophosphate Poisoning)

有机磷杀虫农药(organophosphorous insecticides)一旦不当进入人畜体内即产生不同程度的毒性反应，主要是对乙酰胆碱酯酶的抑制，引起乙酰胆碱蓄积，使胆碱能神经受到冲动，导致先兴奋后衰竭的一系列的毒蕈碱样、烟碱样和中枢神经系统等症状，严重者可因昏迷和呼吸衰竭而死亡。

一、紧急评估、紧急处理

1. 紧急评估有无危及生命的情况　采用“ABBCS方法”快速评估，利用5～20秒快速判断患者有无危及生命的最紧急情况：

A. 气道是否通畅

B. 是否有呼吸

B. 是否有体表可见大量出血

C. 是否有脉搏

S. 神志是否清醒

2. 如果有上述危及生命的紧急情况应迅速解除　包括开放气道、保持气道通畅、心肺复苏、立即对外表能控制的大出血进行止血等。

二、次级评估与救治

1. 初步怀疑有机磷中毒的表现　农药接触史＋口腔或者呼气大蒜臭味、流涎、多汗、肺部啰音、瞳孔缩小、肌肉震颤、意识障碍可以初步判断有急性有机磷中毒可能。

中毒症状出现的早晚与中毒方式及中毒量有密切关系。中毒症状可按毒理作用分成以下三种：

毒蕈碱样症状：这组症状出现最早，主要是副交感神经末梢兴奋所致，类似毒蕈碱作用，表现为平滑肌痉挛和腺体分泌增加。临床表现先有恶心、呕吐、腹痛、多汗、尚有流泪、流涕、流涎、腹泻、尿频、大小便失禁、心跳减慢和瞳孔缩小。支气管痉挛和分泌物增加、咳嗽、气急，严重患者出现肺水肿。

烟碱样症状：乙酰胆碱在横纹肌神经肌肉接头处过度蓄积和刺激，使面、眼睑、舌、四肢和全身横纹肌发生肌纤维颤动，甚至全身肌肉强直性痉挛。患者常有全身紧束和压迫感，而后发生肌力减退和瘫痪。呼吸肌麻痹引起周围性呼吸衰竭。交感神经节受乙酰胆碱刺激，其节后交感神经纤维末梢释放儿茶酚胺使血管收缩，引起血压增高、心跳加快和心律失常。

中枢神经系统症状：中枢神经系统受乙酰胆碱刺激后有头晕、头痛、疲乏、共济失调、烦躁不安、谵妄、抽搐和昏迷。

急性中毒可分为三级：①轻度中毒：有头晕、头痛、恶心、呕吐、多汗、胸闷、视力模糊、无力、瞳孔缩小。②中度中毒：除上述症状外，还有肌纤维颤动、瞳孔明显缩小、轻度呼吸困难、流涎、腹痛、腹泻、步态蹒跚，但意识清楚。③重度中毒：除上述症状外，并出现昏迷、肺水肿、呼吸麻痹、脑水肿。

综合上述临床症候表现，血清胆碱酯酶活性降低，加之阿托品治疗有效三项可以明确有机磷中毒的诊断。

2. 紧急救治

(1) 严密观察病情：

1) 卧床，头偏向一侧，口于最低位，避免误吸。

2) 保持呼吸道通畅。

3) 建立静脉通道。

4) 进一步监护心电、血压、脉搏和呼吸。

5) 大流量吸氧，保持血氧饱和度95%以上。

6) 镇静：烦躁、抽搐者可给地西泮 5～10mg 或劳拉西泮 1～2mg 静脉注射。

7) 如有条件进行血清胆碱酯酶活性检测、检测血电解质。

(2) 紧急救治：

1) 脱去受污染衣物，清水洗受染皮肤毛发。

2) 洗胃或催吐：冷淡盐水，反复洗至无异味或总量 2～5L。

3) 导泻：33%硫酸镁 200ml 或者 25%甘露醇 250ml 灌胃。

4) 输液：生理盐水或葡萄糖盐溶液 2 000～4 000ml/d，注意电解质酸碱平衡。

5) 利尿：呋塞米 20～40mg 肌注或静注，必要时加倍重复使用 1～2 次。

6) 阿托品：阿托品是抢救有机磷中毒的特效药。足量使用阿托品曾经是公认的原则，但因患者的体质、服药的种类、就诊的早晚、服毒的量及洗胃的质量有别，其需要阿托品的量也不相同。即使中毒程度相同，用药量也不相同。因此阿托品用量需要个体化，在抢救有机磷中毒的过程中，真正把握适度原则，必须做到用药个体化，避免阿托品中毒。

按轻、中、重不同程度，1～10mg 静脉注谢，每 2～30 分钟 1 次酌情调整。阿托品的用量应灵活掌握，阿托品剂量不宜偏大，以出现并保持阿托品化为准。根据最近的研究发现，患者肺部啰音减少、口鼻分泌物减少、瞳孔扩大、皮肤干燥、心率加快、意识苏醒、四肢皮温转暖等是阿托品化的重要指标。与传统观点不同，研究发现气道分泌物减少(肺部啰音减少或消失)是最可靠的阿托品化指标。

超大剂量使用阿托品可使患者未出现阿托品化指征即迅速到了阿托品中毒的剂量，使患者昏迷更加严重，出现高烧，心肺功能衰竭，脑水肿而死亡。

在维持治疗过程中，防止减量过快或停药过早致反跳发生。

三、临床表现与进一步评估、救治

1. 胆碱酯酶复能剂　是否使用或者何时使用胆碱酯酶复能剂目前有争议，有观点认为复能剂疗效不确切并有掩盖阿托品副作用的可能，目前并不推荐积极使用。

如果选择使用，解磷定成人每次 0.4～0.8g，稀释后静滴或缓慢静注，必要时 2～4 小时重复 1 次(忌与碱性药物配伍)。也可以选择氯磷定(0.5～1g 肌注)。

2. 如出现中间综合征：常常表现为抬上睑无力、抬头说话无力、胸闷等先兆，继之出现以呼吸肌为主的骨骼肌肌力减弱或麻痹为特征的一组综合征。一般出现在中毒治疗的 2～14 天。重要的是需要及时发现，治疗上除积极合理给予抗胆碱能药物同时，应立即呼吸机支持，注意解毒药中毒。

3. 如果按照上述治疗无效，首先应该仔细核实诊断正确性。在诊断无误情况下，可以试用血液透析或血液灌流。

异位妊娠急症抢救流程
(Entopic pregnancy)

色块含义说明

- 紧急评估
- 抢救措施
- 评估和判断
- 一般性处理
- 注释说明

1 停经、突发性下腹痛、不规则阴道出血

2 紧急评估
A：有无气道阻塞
B：有无呼吸，呼吸的频率和程度
B：有无体表可见大量出血
C：有无脉搏，循环是否充分
S：神志是否清楚

气道阻塞 → ● 清除气道血块和异物，保持气道通畅：大管径管吸痰 ● 气管切开或者插管

呼吸异常 → ● 清除气道血块和异物，保持气道通畅：大管径管吸痰 ● 气管切开或者插管 → 心肺复苏

呼之无反应、无脉搏 → 心肺复苏

无上述情况或经过上述处理解除危及生命的情况

3
- 绝对卧床休息，严格限制探视
- 建立静脉通道(大静脉建立双通道)，必要时建立骨通道
- 紧急配血、备血
- 大流量吸氧，保持血氧饱和度95%以上
- 进一步监护心电、 血压、脉搏和呼吸

4 危险度评估
腹痛、腹腔出血和积血体征、血流动力学状态、血红蛋白、血β-hCG

5 低危险度：
- 卧床休息、观察
- 期待疗法
- 药物治疗
  - 甲氨蝶呤：50mg/m^2,肌肉注射或静脉注射

有高危险因素

6 补充血容量：
- 低血容量者，给予快速补液或者血液；早期、快速、足量补液三原则
- 有凝血障碍可以给予新鲜冰冻血浆、血小板、冷沉淀(富含凝血因子的血浆沉淀制品)
- 有条件情况下手术中的自体输血是抢救措施之一

7 药物止血：
- 垂体后叶素：3～10U 加入生理盐水 20ml 中 10 分钟缓慢静脉注射(无效可重复)，也可直接加入输液滴壶中，继以每分钟 0.2～0.4U 静滴。总量＜40U/d。老年、心脑血管病者不宜使用
- 酚妥拉明：有垂体后叶素禁忌者可选用。0.1mg/min 静脉滴注，根据血压调整滴速，最大可至 1.5～2mg/min，保证平均动脉压＞70mmHg 为宜
- 凝血功能障碍者或肝功能不全者：鱼精蛋白注射液 50～100mg 加入生理盐水 40ml 中静脉滴注，每日 1～2 次，连续使用不超过 72 小时
- 其他可选药物：如维生素 K_3(4mg 肌肉注射)、立止血(1000U)、云南白药；硝酸甘油、生长抑素；氨甲环酸及 6-氨基己酸等

8 手术治疗：
- 是大多数异位妊娠的首选。生命体征不稳定或处于休克状态，应尽可能快送入手术室手术

第二十五章 异位妊娠急症抢救流程

(Entopic pregnancy)

异位妊娠通常是指受精卵种植在子宫腔以外的妊娠,习称宫外孕。异位妊娠是常见的急腹症,其危害为异位妊娠流产或破裂后导致的腹腔内大出血,未及时发现救治可危及生命。

异位妊娠95%以上是发生在输卵管的输卵管妊娠。有报道美国和英国近20年异位妊娠的发病率增加了6倍。

一、紧急评估、紧急处理

1. 紧急评估有无危及生命的情况　采用“ABBCS方法”快速评估,利用5～20秒快速判断患者有无危及生命的最紧急情况:

A. 气道是否通畅

B. 是否有呼吸

B. 是否有体表可见大量出血

C. 是否有脉搏

S. 神志是否清醒

腹腔内大出血是异位妊娠死亡的重要原因,必须特别重视。

2. 如果有上述危及生命的紧急情况应迅速解除　包括开放气道、保持气道通畅、心肺复苏、立即对外表能控制的大出血进行止血等。

二、次级评估与救治

1. 初步怀疑异位妊娠的表现及评估

(1) 典型的异位妊娠三联征是停经、突发性下腹痛、不规则阴道出血。尿妊娠试验阳性、血清β-hCG水平升高和超声波检查、后穹隆穿刺等有助于判断。

(2) 常见的异位妊娠为破裂、流产型,患者可有不同程度的腹腔内出血,生命体征不稳定,需紧急处理。另一种患者并无危及生命情况,仅有轻微的症状或无症状,但随时可能发生危及生命的腹腔内大出血。

(3) 出血量评估:出现四肢湿冷、脉搏快而细弱、血压下降意味着可能有腹腔内大出血。

2. 大量出血的紧急救治　异位妊娠腹腔内出血难以通过非手术手段达到救治目的,因此药物控制出血、纠正低血容量及休克、减少创伤性操作,仅仅是手术治疗前的姑息性措施。

(1) 镇静:地西泮5～10mg或者吗啡3～10mg,肌肉或静脉注射。必要时可以重复使用。

(2) 补充血容量:低血容量者,给予快速补液或者输血;要遵循早期、快速、足量补液三原则。必要时需用大的两条静脉通路复苏。有凝血障碍可以给予新鲜冰冻血浆、血小板、冷沉淀(富含凝血因子的血浆沉淀制品)。手术中的自体输血是抢救措施之一,在缺乏血源情况下更重要,但是需要具备以下四个条件:妊娠12周内胎膜未破、出血12小时内、血液未受污染、镜下红细胞破裂率小于30%。

（3）药物止血：

1）垂体后叶素：3～10U 加入到 20ml 生理盐水中 10 分钟缓慢静脉注射（无效可重复），也可直接加入输液滴壶中，继以每分钟 0.2～0.4U 静滴，总量<40U/d。老年、心脑血管病者不宜使用。

2）酚妥拉明：有垂体后叶素禁忌者可选用，尤其适用于有高血压者。0.1mg/min 静脉滴注，根据血压调整滴速，最大可至 1.5～2mg/min，保证平均动脉压>70mmHg 为宜。

（4）严密观察病情：

1）绝对卧床休息，严格限制探视。

2）建立静脉通道，应该选择大静脉建立双通道并保证通畅。如果在 90 秒钟内建立静脉通道有困难，应该建立骨髓腔通道。

3）根据出血量和速度，通常需要紧急配血、备血，一般备血 800～1 600ml。

4）大流量吸氧，保持血氧饱和度 95%以上。

5）进一步监护心电、血压、脉搏和呼吸。

三、临床表现与进一步评估、救治

1. 其他的止血措施

（1）手术治疗：手术是大多数异位妊娠的首选治疗措施。患者生命体征不稳定或处于休克状态，应尽可能快地送入手术室手术。腹腔镜手术微创、恢复快，在有条件的情况下是异位妊娠的首选手术方式。

（2）其他可选止血药物：

1）凝血功能障碍者或肝功能不全者：鱼精蛋白注射液 50～100mg 加入生理盐水 40ml 中静脉滴注，每日 1～2 次，连续使用不超过 72 小时。

2）一些止血药物的疗效并无更多证据支持，可以选择 1～2 种试用。包括：维生素 K_3、生长抑素、氨甲环酸、6-氨基已酸、立止血（巴曲酶）、云南白药、硝酸甘油；阿托品、山莨菪碱；氯丙嗪、普鲁卡因等。

2. 异位妊娠的药物治疗　严格控制适应证范围，并需在密切观察下进行，部分患者后来仍然需要手术治疗。适用于：

（1）早期未破裂流产型输卵管妊娠：患者无明显腹痛或者疼痛轻微，无活跃腹腔内出血和积血的体征，血流动力学稳定；血红蛋白正常；异位妊娠包块直径<3.5～5.0cm；血 β-hCG<5 000～6 000mIU/ml，连续二次血 β-hCG 测定值上升，证明为活胎。

（2）持续性异位妊娠：保守性手术后需密切随诊血 β-hCG，一般认为每 72 小时下降<20%，则诊断可以成立，及时药物治疗可避免再次手术。

（3）其他类型的异位妊娠：腹腔妊娠、子宫角妊娠和宫颈妊娠等。

常用药物为甲氨蝶呤（MTX），通常采用单剂量方案，$50mg/m^2$，肌肉注射或者静脉注射。如用药后 4～7 天 β-hCG 下降<15%或继续升高，则第 7 天给予第二次 MTX 肌注（$50mg/m^2$）。一次剂量的成功率>70%，两次或更多剂量的成功率>85%。治疗期间禁饮酒和性生活。

3. 异位妊娠的期待疗法

（1）研究已发现一些早期异位妊娠患者可以通过输卵管妊娠流产或溶解吸收自然消退。

（2）期待疗法的适应证：①异位妊娠<6 周，胚囊没有破裂，无临床症状或临床症状轻微；②异位妊娠包块直径<3cm；③血 β-hCG<1 000mIU/ml，并持续下降。

（3）观察治疗期间密切注意临床表现、生命体征，反复测定血 β-hCG、血细胞比容，并行腹部超声波检查。血 β-hCG 是监测滋养细胞消退的一个重要指标，如连续 2 次血 β-hCG 不降或升高，不宜观察等待，应及时手术。

（4）期待疗法是供临床选择的一种方法，但约 1/3 的输卵管妊娠会引起输卵管阻塞、输卵管周围的粘连，影响以后生育功能，对要求生育的患者不是最佳方法。

色块含义说明

- 紧急评估
- 抢救措施
- 评估和判断
- 一般性处理
- 注释说明

急性致命性创伤抢救流程

(Trauma)

1 各种机制的突发严重机体损伤

2 紧急评估

A: 有无气道阻塞
B: 有无呼吸，呼吸的频率和程度
B: 有无体表可见大量出血
C: 有无脉搏，循环是否充分
S: 神志是否清楚

- 气道阻塞 / 呼吸异常 → ● 清除气道异物，保持气道通畅；大管径管吸痰 ● 气管切开或者插管
- 体表可见大出血 → 紧急止血措施
- 呼之无反应、无脉搏 → 心肺复苏

无上述情况或经过上述处理解除危及生命的情况

3 二次评估：在发现主要损伤和重要潜在损伤

- 快速全面体格检查(CRASH PLAN)
- 同时重点病史询问
- X 光片、超声、CT 及必要实验室检查；必要的诊断性穿刺操作；其他特殊检查

初步判断出血情况及出血量；须重复评估发现新问题，并发现原问题是否恶化

4 V（Ventilation），保持通气

- 指保持呼吸道通畅、通气和给氧，保持血氧饱和度 95%以上

5 I（Infusion），补液扩容以及防治休克

- 快速输注晶体液(生理盐水和林格液)和 500～1000ml 胶体液(羟乙基淀粉和低分子右旋糖酐)补充血容量
- 紧急配血备血。出血过度、血红蛋白＜100g/L 时应考虑紧急输血：可酌情选用红细胞或新鲜全血、血浆
- 补足液体后血压仍不稳，可选血管活性药(如多巴胺)
- 纠正凝血障碍：新鲜冰冻血浆、血小板、冷沉淀

6 P（Pulsation），监护并保证循环稳定

- 监护心脏搏动、维护心泵功能以保证循环稳定

7 C（Control），立即控制明显的外出血

- 包括局部加压包扎止血、临时指压止血、填塞止血、抬高肢体止血、强屈关节、止血带、休克裤

8 O（Operation），手术治疗

- 损伤控制性手术（包括手术控制出血、控制污染，简易闭合胸腹腔伤口、固定重要部位的骨折及术后处理）
- 确定性修复手术

9

- 其他的止血措施（药物、血液制品等）
- 处理严重酸中毒，凝血功能障碍
- 保温和纠正低体温
- 止痛：
- 镇静：地西泮 5～10mg 或劳拉西泮 1～2mg 肌肉或静脉注射

10

- 绝对卧床休息，头偏向一侧，口于最低位避免误吸，拒探视
- 建立大静脉通道，可能需要建立多个静脉通道，必要时建立骨通道
- 安置尿管和胃管，计每小时出入量（特别是尿量）
- 监护心电、血压、脉搏和呼吸。力争生命征保持在理想状态
- 预防破伤风

11

- 致命性创伤可按部位或系统分为 3 类 12 种，不同部位的致命创伤的针对性处理
- 进一步处理其他情况如为感染性疾病，治疗严重的感染、处理广泛的软组织损伤及治疗其他的特殊急诊问题

第二十六章

急性致命性创伤抢救流程

（Trauma）

急性创伤有轻重，轻微创伤易于处置；严重创伤，尤其是致命性创伤死亡率较高。

致命性创伤后死亡时间分三个高峰：①创伤后死亡第一高峰：创伤后数秒至数分钟内，死亡的创伤包括：大脑、脑干、高位脊髓、心脏、主动脉、大血管的严重撕裂伤，该类伤员极少有机会存活，除非进行及时正确的院前急救，尽快转送至有条件进行手术治疗的医疗单位，而且现场离该医院极近。对该类创伤发生的预防尤为重要；②创伤后死亡第二高峰：大约有 12 种创伤在 1 小时内可能导致死亡。这些创伤中的某些死亡可经简单的抢救处理得到避免。因此，通过评估发现致命性创伤并给予及时、正确的处理，对挽救生命极为重要；③创伤后死亡第三高峰：指死亡发生在创伤后数天至数周内。死亡原因主要为感染、败血症、多脏器功能衰竭。

在创伤后的头 1 小时内，对严重创伤进行快速评估、分检和处置，对于降低死亡率和致残率极为关键，故而把这段时间称为“黄金时间”。这是基础创伤生命支持（BTLS）和进一步创伤生命维持（ATLS）的主要内容和目标。

必须清楚地认识到，首诊医师和其后的每一位诊治医师的效率和责任心，以及创伤处理的第一步和其后的每一步都会影响创伤患者的最终预后。

一、紧急评估、紧急处理

1. 紧急评估有无危及生命的情况　对患者初始评估的时间不应超过 1 分钟。可以应用于现场急救，也适用于医院急诊。

目前对创伤患者的紧急评估仍然推荐采用“ABBCS 方法”快速评估方法对病人的初始评估，利用 5～20 秒快速判断患者有无危及生命的最紧急情况：

A. 气道是否通畅

B. 是否有呼吸

B. 是否有体表可见大量出血

C. 是否有脉搏

S. 神志是否清醒

（1）窒息和误吸导致气道阻塞是创伤死亡的重要原因，必须特别重视。在发现气道梗阻或心脏骤停的情况下可以暂时终止初始评估而采取紧急复苏措施。

开始处理外伤患者时，首先必须立即评估呼吸道是否畅通，包括检视可能造成呼吸道阻塞的原因，例如口内异物，脸部、下颌或气管、喉部骨折。

对于外伤患者打开呼吸道的方式应使用下颌上提法，同时注意保持颈椎固定。在处理外伤患者呼吸道时，应尽量避免颈部过度的伸展、弯曲和转动，尤其对于在病史和受伤事故上，可能会具有颈椎伤害的患者而言应特别注意。

（2）畅通呼吸道后必须维持患者适当的换气，在评估外伤患者呼吸及换气功能时每个部位都必须仔细检查，例如：视诊胸廓是否正常起伏，听诊两肺呼吸音有无减弱，扣诊肺部是否有气体或血液潴留胸腔。张力性气胸、连枷胸合并肺挫伤及开放性气胸可立即造成伤患换气功能不良，而大量血胸、单纯性气胸、肋骨骨折及肺挫伤也会影响换气功能，但程度较小。

(3) 出血是造成创伤死亡的重要原因，快速而有效的发现和控制出血常可挽救外伤患者的生命。快速而正确的评估伤患血流动力学状况是必要的，有三项指标可在数秒内获得此种讯息：意识状态和脉搏、肤色。

1) 意识状态：当身体循环血量降低时，脑部血流灌注将显著变差而导致意识改变，然而即使意识清醒的患者也可能有潜在性出血的可能。

2) 脉搏：一般的方式是触摸靠近身体中央部位的脉搏，例如：颈动脉、股动脉，两侧脉搏都必须检测并感觉其强弱、速率及规则性。循环血量正常的患者通常有强、慢及规则的周边脉搏，然而当触摸不到中央脉搏时，患者通常需要立即急救以回复失去的血量及心输出量。

3) 肤色：肤色可帮助我们评估外伤患者的循环血量状况，例如：低血容量患者脸部会呈现灰白色或四肢呈现苍白色，此时失血量可能已达全身血量30%以上。

创伤后造成的血流动力学障碍必须先认为是大量出血所引起，直到找到其他原因为止。高度重视低血容量隐蔽的可能原因：胸腔或腹腔内出血、股骨或骨盆骨折、动脉或静脉穿刺伤、任何原因的外出血（例如：头皮撕裂伤等）。

(4) 脑部缺氧、血流灌注不足或大脑直接损伤都会造成患者意识改变，因此外伤患者意识状态逐渐变差时，必须立即再评估患者氧气、换气或血流灌注状态是否足够，并排除由缺氧、低血容量休克或大脑直接损伤、酒精或药物等原因所引起。快速的神经学检查评估是检测伤患的意识状态、瞳孔大小和对光反射。

近年来，为了准确判断致命性创伤患者的神志状态，国内外均比较推崇使用Glasgow昏迷评分(Glasgow coma scale,GCS)，同时也是判断脑损伤的分级依据。Glasgow昏迷评分是较详细的神经学评估方式，能简单而快速的预估伤患预后，此种量化的神经学评估方式同时也用在次级评估中。表26-1是可供参考的某医院GCS评分记录卡片，标注了评分项目和评分标准、记录方法。

表26-1　Glasgow昏迷评分记录表

患者姓名：　　　　检查日期：　　　年　　月　　日　　时　　分

E. 睁眼反应（4分）
1. 无睁眼反应
2. 对疼痛刺激睁眼
3. 对口令睁眼
4. 自然睁眼

V. 语言反应（5分）
1. 无反应
2. 无意义的声音（只有呻吟）
3. 无意义的语言（乱说单词）
4. 语言含糊
5. 定向力好

M. 运动反应（6分）
1. 无运动反应
2. 疼痛刺激伸直
3. 疼痛刺激屈曲
4. 回缩逃避疼痛
5. 疼痛能定位
6. 遵嘱运动

合计：E__ V__ M__ 总分：______

- 记录方式为 E__ V__ M__ 字母中间用数字表示，如E3V3M5= GCS11
- 等于或大于13为轻度脑损伤，9～12为中度脑损伤，8或8以下为严重脑损伤

Glasgow 昏迷评分可以一简单的口诀“清、声、痛”来记忆：清：(alert)清醒；声：(vocal)对声音刺激有无反应；痛：(painful)对疼痛刺激有无反应。

2. 立即解除危及生命的情况 如果有上述危及生命的紧急情况应迅速解除。包括开放气道、保持气道通畅、进行心肺复苏术建立人工通气和人工循环、立即对外表能控制的大出血进行止血等。

开放气道、保持气道通畅对创伤患者十分重要。对于外伤患者固定头部和使用颈椎固定器(颈托)是必要的措施，原则上对全部怀疑可能存在颈部伤害的患者都应该立即使用，任何多处创伤患者都必须先假设有颈椎伤害而给予颈椎保护，尤其对于意识不清或有锁骨以上钝伤的患者特别重要。高度重视一些隐蔽情况，否则可能导致患者死亡：如呼吸道有异物、下颌或颜面骨折、气管或喉部断裂、颈椎伤害。当颈托需要暂时被移除时，必须有专职医护人员用双手来固定头颈部；只有当颈椎伤害完全被排除时，才可以移除颈托。

控制出血：严重的外出血必须在初级评估中立即被辨认出来并加以有效控制，快速的外出血可用手直接在伤口上加压止血，气压式夹板固定器也可以用来帮助止血。但应注意使用止血带来止血，有可能造成远程肢体的缺血和坏死；使用止血钳来止血，比较花费时间并且可能造成出血点旁神经血管的伤害。另外潜在性的内出血可发生在胸腔、腹腔、骨折处及穿刺伤的肌肉组织中。

二、次级评估与救治

1. 二次评估 在发现并排除危及或潜在危及生命的损伤后及患者生命体征稳定后才开始次级评估。创伤患者的次级评估是“从头到脚”的彻底检查，还必须经常重复评估以确保发现新的情况，并且发现先前的问题是否恶化。当起初致命的伤害已被处置，其余相当的致命问题及较不严重的伤害可能会变得明显。潜在的内科问题可能会严重影响患者最终的愈后，必须保持高度警觉。

二次评估应按照完整、简要、系统的原则，防止遗漏任何显性或隐性的损伤。包含完整病史、体格检查以及所有生命体征之再次评估。要在适当的时机进行 X 光片、实验室检查、超声、CT、诊断性腹腔灌洗术或其他特殊检查。应优先收集客观资料，主观资料的收集应选择重要的部分如主诉、促发事件或损伤机制等。

(1) 病史询问获得重要信息：病史询问可以下列口诀“AMPLE”来帮助记忆，但是需要重视的是病史询问应该在体格检查同时进行：

A：过敏史(allergies)：询问有无对药物或食物过敏，尤其是外伤患者常用的抗生素或局部麻醉剂。

M：询问长期使用或目前使用之药物(medications currently used)。

P：过去病史及怀孕史(past illness/pregnancy)：包括患者有无心脏病、高血压、糖尿病、呼吸系统疾病或其他疾病，过去有无接受手术、是否怀孕等。

L：上一餐何时进食(last meal)，食物内容为何。

E：之前发生何事或处于何环境(events/environments related to the injury)，重点了解要包含创伤机制，可向患者、家属或到院前救护人员询问。创伤机制可以基于方向及能量大小来预测，通常可以分成两大类，即钝伤及穿刺伤，另外亦须注意患者有无烧烫伤及有无暴露在化学物质、毒物及放射性物质之危险环境中。

(2) 详尽的体格检查：“CRASH PLAN”是创伤检伤评估的二次评估体检方法。C=cardiac(心脏)；R=respiratory(呼吸)；A=abdomen(腹部)；S=spina(脊髓)；H=head(头颅)；P=pelvis(骨盆)；L=limb(四肢)；A=arteries(动脉)；N=nerves(神经)。这样评估检查顺序与我们传统的体格检查顺序(从上向下、从前到后)不同，但是 CRASH PLAN 顺序是为了节省时间、优先检查危险大、几率高的位置和项目，对紧急情况下快速评估是有益的。具体方法在“急救通则”章中已述。

(3) 必要的辅助检查：在二次评估阶段，如果有条件应该进行快速的急诊超声检查。对于不明原因失血性休克患者，需要紧急行创伤重点腹部超声(focused abdominal sonography in trauma, FAST)和(或)CT 检查，明确胸、腹腔及骨盆有无损害。怀疑躯干损伤的患者，尽早行 FAST 检查明确有无腹部游离液体。患者循环不稳定，FAST 提示腹腔内有大量游离液体，则需紧急外科手术止血治疗。研究发现早期 FAST 诊断腹腔出血具有很高的敏感度(0.92)、特异度(0.95)及准确度(0.93)。尽管 CT 及腹腔灌洗诊断腹腔出血比 B 超敏感度更高(腹腔灌洗为 1.0，CT 为 0.97)，但 CT 及腹腔灌洗均较费时，且腹腔灌洗为有创方法。

FAST 提示腹腔内有游离液体的患者可考虑行多排螺旋 CT。许多文献表明，多排螺旋 CT 在急性创伤患者的诊断中发挥着越来越大的作用。高能量创伤后血流动力学稳定的患者，怀疑有头部、胸部、和(或)腹部出血应行 CT 检查明确诊断。根据美国外科医师学会制定的标准，只有血流动力学稳定的患者才可考虑行 CT 检查。如果急诊科没有多排螺旋 CT，就意味着要将患者搬到 CT 室进行检查，因此临床医生必须评估其意义、潜在危险及益处。CT 检查期间，应监测所有生命体征，各种抢救治疗继续进行。

对于血流动力学不稳定的患者，可以用一些普通放射学检查及其他辅助工具来帮助诊断，但不可以延误患者的急救时机。放射学 X 光片检查，最好能在急救区以可移动式 X 光机来施行，侧位颈椎、胸部及骨盆三张 X 光片对多处创伤患者相当重要。颈部 X 光片上，从第一颈椎到第七颈椎必须都看得到，并判读其椎体的完整性。特别注意的是，正常侧位颈椎 X 光片，并不能完全排除颈椎受伤的可能。如可行超声或 CT 检查，则可减少腹腔穿刺或者灌洗。血流动力学不稳定患者，要充分考虑行影像学检查所需的搬运及成像时间。除了初期临床评估之外，各种实验室检查，包括全血细胞计数，血细胞比容，血气分析及乳酸盐检测都可在床旁进行。

(4) 创伤严重程度评分：危重疾病严重程度是根据疾病的一些重要症状、体征和生理参数等进行加权或赋值，从而量化评价危重疾病严重程度。是否采用或者说采用什么方法进行创伤评分目前并无定论。

2. 初步出血情况及出血量评估　致命性创伤患者通常出血量大。体表明显出血量容易评估，注意隐蔽性出血量的估计。通过组织灌注水平的监测可判断血容量状态，同时也是治疗后监测休克恢复程度评估指标。

(1) 碱剩余(base deficit，碱缺失)：是评估及监测出血及休克程度的敏感指标。动脉血气分析测量碱缺失可间接评估组织灌注不足引起的酸中毒。初始碱缺失是反应组织灌注不足严重程度及持续时间的一个敏感指标，同时可预测创伤后并发症及死亡的发生率。碱缺失程度分为三类：轻度(－3～－5mmol/L)，中度(－6～－9mmol/L)，重度(＜－10mmol/L)。根据这个分类，确立了就诊时碱缺失值与初始 24 小时内需要输血及创伤后发生器官功能衰竭或死亡的显著相关性。碱缺失是反应创伤程度及创伤后死亡率的一个敏感指标，尤其在年龄大于 55 岁的患者。

(2) 血清乳酸：尽管碱缺失及血清乳酸与休克抢救存在很好的相关性，但对于严重创伤患者，二者之间未显示严密的相关性。因此，在评估创伤性休克时推荐对二者独立进行分析。

(3) 胃肠黏膜内 pH(pHi)：目前临床上评估内脏器官氧合状态和指导隐性代偿性休克复苏的主要方法是用二氧化碳张力计测量 pHi。满意的复苏应该使 pHi＞ 7.320。近年有学者提倡用黏膜－动脉二氧化碳分压(pCO_2)梯度取代 pHi，但实际上二者的意义是有区别的。前者结合了 HCO_3^- 参数，对于评估预后更准确；后者只是纯粹反映局部器官灌注情况。正常黏膜－动脉 pCO_2 梯度约为 8mmHg，梯度扩大提示存在内脏器官低灌注，但临床应该干预的阈值是多少迄今没有取得一致。然而，2000 年以来前瞻性临床资料分析结果不再支持应用 pHi 值指导输液复苏治疗。

3. 紧急处理流程　对于致命性创伤处理方法目前没有统一的规程和权威性指南。“VIPCO 程序”是目前比较推崇的严重致命性创伤抢救流程，基本原则和步骤是：

V(ventilation)是指保持呼吸道通畅、通气和给氧，保持血氧饱和度 95%以上。

所有外伤患者都应保持其呼吸道通畅，尤其是对换气不良的伤患特别重要。外伤患者打开呼吸道的方式应使用下颌上提法，并保持颈椎固定。对于尚有意识的患者则使用鼻咽呼吸道，而对于完全昏迷的患者使用辅助呼吸道时则用口咽呼吸道。对于呼吸道阻塞、换气不良或无意识患者，可以气管插管的方式来维持呼吸道通畅并给予人工换气。而对于无法以经口或经鼻插管方式来维持呼吸道通畅的患者，则必须以外科方式来建立通畅的呼吸道。

所有外伤患者都应给予氧气治疗，在有自发性呼吸的伤者应使用氧气面罩或储留袋非重复吸入式氧气面罩来供氧。如果发现张力性气胸引起的换气不良，必须立即以空针抽气减压的方式来维持良好的换气功能。

I(infusion)是指建立静脉通道，积极输血、补液扩容以防治休克。明显低体温的伤员，还应静脉输入温热的液体和血液。扩容抗休克的原则:快、适量、稀。近年来限制性液体复苏新概念受到重视。

严重外伤患者必须建立至少2条大口径的静脉输液管路,静脉导管口径越大越能将输液尽快注入体内,但导管长度越长输注速度越慢。开始输液时一般先注射上肢的周边静脉,至于注射其他部位的周边静脉、静脉切开术或放置中央静脉导管,要视患者的伤情及医师的技术熟练度来决定。建立静脉管路时,同时必须抽血检查,例如血型及基本血液分析;另外对于生育年龄的妇女也必须做怀孕试验。

为了维持组织氧合,创伤患者的传统治疗方法为早期积极补液,恢复血容量。然而,这种方法可能增加了伤口部位的流体静水压,使血栓不能在伤口部位附着,稀释了凝血因子及引起患者体温下降。目前主张对于无脑损伤的创伤患者,早期大出血未控制前,建议将收缩压维持在80～100mmHg。低容量液体复苏的概念,即所谓"允许的低血压",可防止早期大量输液引起的副作用,同时可在一定程度维持组织灌注,虽然血压低于正常,但短时间内已可充分发挥作用。有研究证明,低容量液体复苏增加了穿透伤患者的抢救成功率。对于钝性伤患者两种方法疗效无显著性差异。由于充足的灌注压对于保证损伤的中枢神经组织氧合极其重要,故创伤性脑损伤或脊柱损伤患者,低容量复苏为禁忌治疗项。另外,对于老年患者行允许的低血压应慎重,如患者有高血压病史,则也为禁忌治疗项。

创伤出血患者的早期治疗,究竟使用何种液体目前仍不清楚。推荐早期使用含钠盐的晶体液(如乳酸林格液)治疗创伤出血患者,在一定范围内增加使用部分胶体液。在严重出血的外伤患者可能须要2～3L的输液才会改善循环状况。

输红细胞可保证一部分患者氧的运输。血容量不足的早期征象为心动过速、低血压、氧气萃取指数>50%,混合静脉氧分压<32mmHg。对于急性失血及血流动力学不稳定的患者,可将休克程度、血流动力学对复苏的敏感度及实际失血量作为输红细胞的综合指征。有实验证据表明,红细胞参与了活化血小板的生化及功能应答过程,并且红细胞有助于止血。除了对血小板的迁移有流变学作用之外,红细胞还有助于血栓素的产生。然而,对于大出血患者,有助于止血的最佳血红蛋白浓度目前尚不清楚。一般来说,建议输血或者输红细胞将血红蛋白(Hb)维持在70～90g/L。因创伤所造成的休克以低血量最常见,假使无法立即得到血型相符的血液,可用O型Rh阴性的血来代替。在危及生命的出血状况下,使用未交叉反应过血型相符的血液比用O型血更适合,除非是重大创伤事故的紧急用血。

尽管没有高质量的科学证据明确脑外伤患者需要输血的血红蛋白值,但最近研究发现,血红蛋白由87g/L增加到102g/L,可改善大脑局部氧供,目前在大多数医疗中心是将血红蛋白维持在100g/L左右。然而,这是否可促进神经功能恢复,目前仍不清楚。

在急诊里裸露的患者可能缺乏保温,注射大量室温的静脉输液或给予未加温的4℃血液,很快将发生低体温。建议使用高流速输液加温器或以微波方式来加热晶体溶液至39℃再来输注,但血液、血浆及含葡萄糖的液体不能在微波炉中加热。

P(pulsation)是指监护心脏搏动、维护心泵功能以保证循环稳定。

给予患者适当的急救处置后,生命征象应会有改善,例如呼吸速率、脉搏、脉压、血压、动脉气体分析值、体温和尿量,这些生命征象的数值应在完成初级评估后立即获得以持续监视病情的变化。

换气速率和动脉气体分析可用来监视呼吸道是否通畅及呼吸是否良好,当移动患者时要注意避免气管内管滑脱,利用呼气末二氧化碳浓度来监视气管内管位置是否正确,是相当敏感的监视方式。

监护仪对于监视患者的氧合状况是一种相当有用的辅助工具,它主要测量脉搏、呼吸、血氧饱和度,能适当地反映出患者的呼吸道、呼吸及循环状况。血压及心电图监视对外伤患者而言是需要的措施,但监测血压较不能反映出早期的周边组织血流灌注不良。当患者发生缺氧、血流灌注不良时会发生心跳缓慢、异常传导和早期收缩等心电图变化,低体温患者也容易发生心律不齐。

此外,还必须连续监测尿量。成人要维持尿液至少0.5ml/(kg·h),超过1岁的儿童,至少要维持1ml/(kg·h)才适当。

C(control)是指控制出血。要立即控制明显的外出血,方法包括局部加压包扎止血、临时指压止血、填塞止血、抬高肢体止血、强屈关节、止血带、休克裤。

O(operation)指手术治疗。需要紧急手术止血的患者,受伤与手术间隔时间越短,患者生存机会越大。以前的观念是在创伤发生后1小时内,患者能送达急诊科进行处理;目前的期望是在创伤发生后的黄金1小时内,患者能够送达手术室。

大多数严重多发伤可按常规手术方式处理。对于少数生理潜能临近或已达极限的伤员,此时如做大而复杂的手术,将超越他们生理潜能极限,所以目前主张采取损伤控制性(damage control)手术处理模式。损伤控制性手术既不同于常规手术,也不同于一般的急诊手术,是一种复杂外科问题应急分期手术的理念。是采用简单可行、有效而损伤较小的应急救命手术处理致命性损伤,待危及生命情况去除后择期进一步行确定性手术处理非致命性创伤。这与战时战伤的处理原则相似,在前线由前线手术队对伤员实施前线救护手术,然后快速转运,途中急救和阶梯治疗,直至伤员平稳、安全转运到后方医院最终做确定性手术。

严重创伤患者生理代偿功能丧失,引起严重酸中毒、低体温及凝血功能障碍,被称为"死亡三联征(lethal triad)"。对于严重创伤患者,损伤控制手术适应证为重度失血性休克、进行性出血及凝血功能障碍,还包括低体温、酸中毒、失去解剖结构无法手术的严重损伤。

损伤控制性手术主要内容包括:

(1) 控制出血:暂时性控制包括填塞止血、出血点压迫止血、血管腔外气囊压迫、暂时性血管阻断、暂时性腔内转流等。快速简便血管损伤修复止血法包括侧壁修补、结扎等。

(2) 控制污染:包括胃、小肠破裂修补;紧急时,甚至仅钳夹空腔脏器的破裂处,暂行处置;结肠造瘘,防止消化道内容溢出,减少腹腔污染。

(3) 简易关胸腹腔:应用硅胶补片、巴德补片,暂时关闭胸腹腔。

(4) 术后处理:严重创伤伤员损伤控制性手术完成后应立即送入急诊ICU处理。其主要任务为:恢复血容量,维持血流动力学稳定;复温;纠正凝血机制紊乱;纠正代谢性酸中毒。此阶段经常还需行各种检查进一步明确诊断。患者生命体征平稳后行具体的外科修复术。

研究证明采用这样的流程处理可以缩短急诊滞留时间;早期实施控制性抢救手术,可以有效地提高严重创伤的抢救效果。作者个人认为"VIPCO程序"适用于解除了最危及生命的情况后的患者。其框架粗略,但是简便易记。

重要的是急诊医师一定要熟悉处置及治疗之时机。对创伤患者中各种处置及治疗时机要掌握,太早或太迟皆会影响患者的后续发展。其中非常重要的原则是,处置及治疗要视本身的人力资源及设备而决定确定治疗的动向,诊所、乡镇医院、县市医院、大学医学中心处理的能力各有等级上差异。千万不要从头到脚仔细检查一遍,做了一大堆检查,最后诊断正确,但治疗却延误。掌握时机,认清自我处理能力,妥善作好后续处理,包含各专科会诊或转院进一步治疗,是创伤确定治疗的最佳策略。

4. 不同部位的致命创伤的针对性处理

致命性创伤可按部位或系统分为3类12种:

第一类:致命性气道创伤,包括气道阻塞、颈椎骨折、颈部钝性创伤、颈部穿透伤。

第二类:致命性呼吸系统创伤,包括连枷胸、张力性气胸、血胸、肺挫伤。

第三类:致命性循环系统创伤,包括主动脉撕裂伤、心包填塞、腹内出血、严重或多处骨折。

(1) 致命性气道创伤:

1) 气道阻塞:

原因:舌根、异物、血液或血块、呕吐物阻塞气道。

紧急评估:无气体进出;不能说话、刺激性呛咳、窒息、喘鸣。前者表示有完全阻塞,后者显示部分阻塞。

紧急处理:尽可能快速地采用一切措施开放气道,并吸引、去除异物。

2) 颈椎骨折:

原因:任何具有锁骨以上水平创伤的患者都应怀疑是否伴有颈椎骨折。

紧急评估:感觉运动功能缺失、瘫痪、颈部疼痛、脊髓性休克。

紧急处理:在整个处理过程中的任何时候,都必须谨慎、可靠地固定颈部。

3）颈部钝性创伤：

原因："晒衣绳"样创伤、撞击伤。

紧急评估：局部肿胀、青紫、皮下捻发音、发音改变、喘鸣。

紧急处理：采取控制出血、保护颈椎、保持气道通畅的各种措施。

（2）致命性呼吸系统创伤：

1）连枷胸：

原因：多根肋骨骨折导致该部胸廓与其余胸廓部分分离。

紧急评估：严重的呼吸窘迫伴呼吸困难、发绀及缺氧；胸壁有反常呼吸运动；受伤部位严重疼痛、有明显的畸形和捻发音；有休克的症状与体征。

紧急处理：加压包扎、固定，以便纠正反常呼吸。

2）肺挫伤：

原因：胸部创伤导致肺组织且严重影响肺内气体交换。

紧急评估：呼吸增快、发绀。

紧急处理：给氧，进一步气道支持，尤其是采用气管插管和呼吸机。

3）张力性气胸：

原因：创伤导致空气只能进入胸膜腔但不能排除，从而导致受影响一侧肺的塌陷，对心脏和大血管产生病理性压力。

紧急评估：主诉胸痛，严重的呼吸窘迫伴发绀；颈静脉怒张，心动过速，低血压，气管移位，受累一侧胸部过度隆起。

紧急处理：用粗针头排气减压，有条件时放置胸腔引流管。

4）血胸：

原因：胸部创伤导致胸腔内出血，未能控制的活动性出血导致肺萎缩。

紧急评估：严重的呼吸窘迫伴发绀；有胸部损伤的外在证据，受累侧呼吸音消失，叩诊浊音；颈静脉塌陷并伴有休克征象；皮肤湿冷、低血压。

紧急处理：液体复苏，在患侧中线第四至第五肋间置入胸腔引流管，手术探察出血来源及部位。

（3）致命性循环系统创伤：

1）休克：处理同前，重点是控制出血、纠正低血容量及改善微循环。

2）主动脉撕裂伤：

原因：撕裂部位多在动脉韧带处，通常由于坠落或减速性运动致伤。

紧急评估：两侧脉搏强度不对称、低血压。

紧急处理：充分补液，尽早手术。

3）心包填塞：

原因：血液聚积在心包腔，阻止或妨碍心脏舒张导致心排血量下降。

评估：颈静脉怒张，通常可发现胸部有穿透性损伤；心音遥远、可出现奇脉；心动过速、低血压。

紧急处理：心包穿刺引流。

5．其他相关基础医疗处理

（1）绝对卧床休息，严格限制探视。

（2）侧卧位或者头低脚高位，鼓励轻轻将血咳出，避免误吸和窒息。误吸和窒息导致气道阻塞是创伤死亡的重要原因，一旦发生需要及时发现并按照"急性气道梗阻"救治。通常要求在病床单位前需要准备气管切开或插管器械、吸痰器等。

（3）进一步监护心电、血压、脉搏和呼吸。严密观察病情。

（4）根据出血量和速度，可能需要紧急配血、备血，一般备血 200～2 000ml。

三、临床表现与进一步评估、救治

1. 其他的止血措施

(1) 凝血功能障碍者或肝功能不全者:鱼精蛋白注射液 50～100mg 加入生理盐水 40ml 中静脉滴注,每日 1～2 次,连续使用不超过 72 小时。

对于大出血或出血伴凝血功能障碍的患者(PT 或 APTT>正常 1.5 倍),建议输新鲜冰冻血浆(FFP)治疗,初始剂量 10～15ml/kg,可能需要追加剂量。正如所有的人血制品一样,使用 FFP 治疗的副作用包括循环超负荷、ABO 血型不相容、传染感染性疾病、过敏反应、与输血相关的急性肺损伤(TRALI)。引起 TRALI 的最常见血液制品为 FFP 及浓缩血小板。

当血小板低于 50×10^9/L 时经常发生出血,低于此值时血小板功能呈指数降低。推荐输血小板将血小板计数维持在 50×10^9/L。推荐将多发伤大出血或脑外伤患者血小板维持在 100×10^9/L 以上。推荐初始剂量 4～8 单位浓缩血小板或 1 个单采(aphaeresis)血小板。

冷沉淀或纤维蛋白原用于治疗遗传性或继发性低纤维蛋白血症。目前观察研究间接表明,对于临床上各种情况,冷沉淀和纤维蛋白原治疗后可明显减少出血。最佳初始治疗剂量还不明确,冷沉淀及纤维蛋白原的制备存在地区差异,但现有资料表明,冷沉淀或纤维蛋白原初始治疗剂量应为可将血浆纤维蛋白维持在 1g/L 以上,这样才具有充分止血作用。不同于其他血液制品,纤维蛋白原或冷沉淀治疗无特殊风险。

(2) 药物止血:大量临床试验显示,抗纤溶药物对择期手术或心脏手术具有明确的止血效果。建议使用抗纤溶药物治疗创伤性出血。

推荐氨甲环酸,初始剂量为 10～15mg/kg、再以每小时 1～5mg/kg 维持的血浆药物浓度能减少心脏手术出血量。氨甲环酸是一种合成的赖氨酸类似物,可竞争性抑制纤维蛋白溶酶及纤溶酶原。氨甲环酸分布于全身各种组织,血浆半衰期为 120 分钟。治疗剂量存在很大差别。每位患者剂量可至 5g。

氨基己酸的初始剂量为 100～150mg/kg,维持剂量 15mg/kg。它也是合成的赖氨酸类似物,其作用比氨甲环酸弱 10 倍。初始半衰期为 60～75 分钟,为了维持药物治疗浓度,必须持续注射,直到出血危险消失。

抑肽酶是从牛肺脏分离的一种广谱丝氨酸蛋白酶抑制剂,和丝氨酸蛋白酶形成不可逆的抑制复合物。而且,它是一种强力的抗血纤维蛋白酶药物。抑肽酶是一种牛蛋白,可能发生过敏反应,必须进行皮试。试验剂量后给予抑肽酶 200 万 KIU(血管舒缓素抑制剂单位),维持剂量为静脉输注 50 万 KIU/h。目前,考虑到美国食品与药品管理局对使用抑肽酶的警告及抑肽酶治疗费用增加,而且需要皮试(在急诊情况下不现实),推荐创伤患者使用氨甲环酸或氨基己酸治疗。

一旦达到充分止血后,抗纤维蛋白溶解治疗应立即停止。

理论上,抗纤溶药物主要副作用为血栓栓塞。然而,引用文献包括 8 000 例患者的抗纤溶药物 Cochrane 综述表明,其未增加动脉或静脉血栓发生的风险。

2. 维持正常体温　为了使患者达到或维持正常体温,推荐早期采取措施复温或减少热量丧失。低体温定义为躯体中心温度<35℃,在严重创伤患者,其与酸中毒、低血压及凝血功能障碍有关。在临床上,低体温是不良的临床表现,伴有失血量多及死亡率增高;低体温患者需要输注更多的血液制品;低体温增加了大出血的风险。低体温可作为创伤患者出血及死亡的一个独立危险因素。低体温影响了血小板和凝血因子功能(体温降低 1℃,凝血因子功能降低 10%),抑制了酶的活性,具有纤维蛋白溶解作用。预防低体温及其诱导的凝血功能障碍的措施包括,脱去潮湿的衣服,覆盖患者防止热量继续丧失,增加室温,通风复温,输液前预热,特殊病例使用体外复温设备。

创伤性脑损伤患者,轻度降温可降低患者死亡率或有助于神经系统功能恢复。如果对创伤性脑损伤患者运用轻度低温,则降温应在受伤后 3 小时内进行,持续大约 48 小时,复温时间应持续 24 小时,维持脑灌注压>50mmHg。低温治疗对 Glasgow 昏迷评分在 4～7 之间的患者可能最有益。

3. 止痛问题　解除严重疼痛是处理外伤重要的一环。许多伤害,特别是肌肉骨骼外伤,可对于有意识的患者造成疼痛及焦虑。创伤疼痛可以使用较为强烈的止痛药物,必要时可以及时给予吗啡类药物静脉注射(避免肌肉注射)。以上药物要小心使用,并以小剂量达到患者舒服之满意程度及解除焦虑。同时要避免呼吸抑制,潜藏不明显的伤害,或患者状态之改变。

4. 糖皮质激素 近年研究发现糖皮质激素具有消炎、对抗游离肝素作用,可短期少量应用。病情重者可同时给予氢化可的松琥珀酸钠 100～200mg/d,或氢化可的松 100～200mg/d、甲泼尼龙 20～40mg/d、地塞米松 10～20mg/d 等,静脉滴注。

5. 轻微创伤的处理

(1) 卧床休息、观察。

(2) 局部创面的清创、包扎、固定。

(3) 口服止痛药物。

(4) 必要时口服抗生素。

6. 破伤风预防问题 对于污染伤口或者较大、较深的伤口可以给予破伤风免疫球蛋白。